ELTON EULER
Idealizador do método O Corpo Explica

Prefácio de Victor Sorrentino

O CORPO EXPLICA AS 3 FUNÇÕES DO excesso de peso

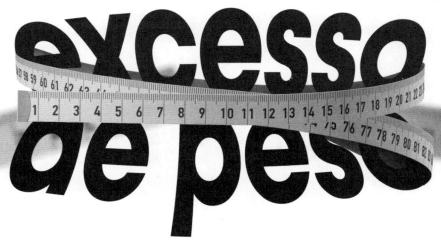

Revelações chocantes sobre o motivo pelo qual as pessoas não conseguem emagrecer

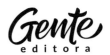

Diretora
Rosely Boschini

Gerente Editorial Sênior
Rosângela de Araujo Pinheiro Barbosa

Editora Júnior
Carolina Forin

Assistente Editorial
Tamiris Sene

Produção Gráfica
Fábio Esteves

Preparação
Adriane Gozzo

Design de capa
Fabrício Batista e Diego Rosa

Montagem de capa
Mariana Ferreira

Projeto gráfico e diagramação
Renata Zucchini

Revisão
Wélida Muniz

Impressão
Plena Print

CARO LEITOR,

Queremos saber sua opinião sobre nossos livros.
Após a leitura, curta-nos no **facebook.com/editoragente**, siga-nos no Twitter **@EditoraGente**, no Instagram **@editoragente** e visite-nos no site **www.editoragente.com.br**.
Cadastre-se e contribua com sugestões, críticas ou elogios.

Fotos de Guilherme, Vanessa e Elton, página 52: © Acervo O Corpo Explica.

Copyright © 2022 by Elton Euler
Todos os direitos desta edição são reservados à Editora Gente.
R. Dep. Lacerda Franco, nº 300 – Pinheiros
São Paulo/SP – CEP: 05418-000
Site: www.editoragente.com.br
E-mail: gente@editoragente.com.br

Este livro foi impresso pela gráfica Plena Print em papel lux cream 70g em novembro de 2024.

Dados Internacionais de Catalogação na Publicação (CIP)
Angélica Ilacqua CRB-8/7057

Euler, Elton
    O corpo explica as 3 funções do excesso de peso: uma revelação chocante dos motivos que o impedem de perder peso / Elton Euler. - São Paulo: Editora Gente, 2022.
    208 p.

ISBN 978-65-5544-217-5

1. Emagrecimento 2. Saúde I. Título

22-1731   CDD 613.25

Índice para catálogo sistemático:
1. Emagrecimento

NOTA DA PUBLISHER

O Corpo Explica está revolucionando o processo de emagrecimento das pessoas e facilitando o entendimento do que realmente precisamos para nos sentirmos bem, pois a busca pelo corpo magro é extremamente presente atualmente, mas nem sempre o caminho para isso é traçado com as ferramentas certas. Todos buscamos o corpo e o peso perfeitos. As redes sociais influenciam muito nessa busca incansável, às vezes de modo muito negativo, gerando questionamentos como: por que não consigo emagrecer? Por que emagreço e recupero todo o peso depois de um tempo? Por isso, é importante estarmos cercados de pessoas inteligentes e estudiosas e de profissionais capacitados e experientes como os do O Corpo Explica que possam nos auxiliar na percepção correta de quem somos e, mais importante, de quem podemos ser. Elton Euler e seu time são essas pessoas.

Em *O corpo explica as 3 funções do excesso de peso*, o autor, do auge da sua competência e humanidade, auxilia o leitor a entender como o caminho de sua vida desde o útero influencia na construção do seu corpo e como mudar, de maneira saudável e sem buscar os padrões determinados pelos outros, aquilo que o aprisiona emocionalmente e incomoda. Elton nos mostra que a nossa mente é inteligente e coordena nossa aparência física para aquilo que mais precisamos na vida: proteção, destaque e força. E é aqui, por meio de um método comprovado e extremamente eficaz, que você vai entender por que sua vida está como está e como você pode melhorar sua realidade e ser mais feliz.

Esta é uma obra rica de conteúdo e cheia da generosidade de Elton, que busca ajudá-lo no caminho do autoconhecimento e de uma vida plena. Venha reconhecer os seus traços de caráter e descobrir a vida que você pode ter.

Rosely Boschini • CEO e Publisher da Editora Gente

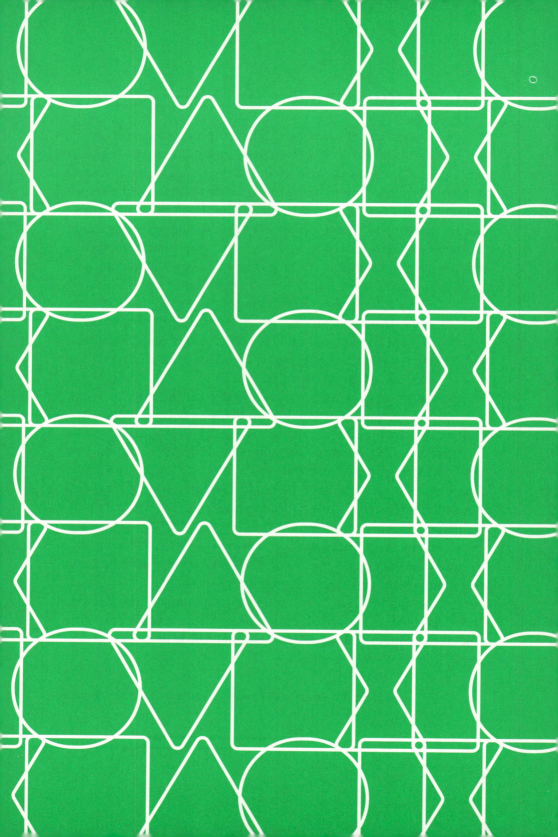

AGRADECIMENTOS

Tudo o que é grandioso exige esforço, determinação e sacrifícios além do normal. E, na construção de O Corpo Explica, desde o início do método até chegar a este livro, não foi diferente. O Corpo Explica e este livro não existiriam se eu não tivesse ao meu lado a mulher que eu tenho. Esta obra é dedicada principalmente ao grande amor da minha existência, ao meu porto seguro, Émillie Desireê.

Aos meus cinco filhos amados, Angelina, Maria Eduarda, Elton Euler Jr., Dom e Antonella, que, pela idade que têm hoje, talvez muitas vezes não entendam a ausência do seu pai em momentos importantes de suas vidas e de nossa família. Mas, um dia, eles saberão quanto o sacrifício que fizeram e a paciência que tiveram foram importantes para a construção de tudo isso e para ajudar tantas pessoas.

Aos meus pais, em especial à minha mãe, Valdete, por ter enfrentado tantas coisas na minha infância para tentar garantir que, em meio a tanto caos, eu me tornasse alguém na vida. Esta obra é mais uma prova de que o seu trabalho deu certo e o seu esforço valeu a pena, querida mãe.

Não poderia deixar de agradecer aos milhares de alunos espalhados pelo Brasil e pelo mundo, que acreditaram no nosso trabalho e no poder do nosso método. Sem eles, esse método e esta obra não teriam se materializado.

Às três pessoas que disseram sim para o sonho que eu tinha em mente quando idealizei O Corpo Explica, Guilherme Geest, Vanessa Cesnik e Renato Torres. É por causa da coragem e do trabalho deles que esta mensagem está chegando até você.

Por fim e não menos importante, à centena de pessoas que trabalham ou trabalharam nessa empresa maravilhosa por deixarem suas casas para se dedicar com afinco à produção de conteúdo e a soluções que pudessem levar respostas para pessoas que eles nem conhecem ainda. Obrigado, time.

SUMÁRIO

Prefácio **8**

Introdução **9**

PARTE 1 **14**

Capítulo 1 • Já tentei de tudo, mas não emagreço **16**

Capítulo 2 • A verdade é que parte de você não quer emagrecer **28**

Capítulo 3 • Pode parecer estranho, mas talvez faça sentido: as funções do excesso de peso **38**

PARTE 2 **46**

Capítulo 4 • O corpo é a parte visível da mente **48**

Capítulo 5 • Há um lado bom nisso tudo, e você precisa aprender a usá-lo **64**

Capítulo 6 • Próxima parada: o sistema límbico **76**

Capítulo 7 • Os traços de caráter **90**

Capítulo 8 • A relação de cada traço de caráter com o peso **128**

PARTE 3 **146**

Capítulo 9 • Para você, a guerra acaba hoje **148**

Capítulo 10 • Tudo pronto para emagrecer **160**

Capítulo 11 • Uma vida livre e leve **182**

Capítulo 12 • O poder do segundo passo **202**

PREFÁCIO

A pandemia que mais preocupa os profissionais da área da saúde de todo o mundo há anos é, na realidade, uma condição que, apesar de extremamente elementar aos olhos, se tornou praticamente imperceptível por tamanha mudança no padrão da normalidade em termos de composição corporal do ser humano. Sim, estamos falando sobre a pandemia da obesidade.

Como médico que trabalha tratando a condição há tantos anos, percebi muito cedo que a medicina não tem as respostas necessárias para a condução do processo de emagrecimento da maioria das pessoas e, mais do que isso, do gerenciamento do peso. E fica simples de compreender. Drogas farmacêuticas estão distantes, muito distantes de envolver o complexo contexto psicológico e metabólico do universo do sobrepeso e da obesidade.

O que este precioso livro tem a oferecer é disruptivo, mas absolutamente fundamental para avançarmos no entendimento dessa importante condição. Condição esta, aliás, que além de provocar tanto gasto desnecessário que onera famílias e o próprio sistema de Saúde, ainda desgasta psicologicamente tantas pessoas que sofrem e apostam inconscientemente na medicina como única ferramenta.

A medicina integrativa, a saúde integrativa, vibra intensamente com mais este conhecimento disponibilizado com tamanha simplicidade, mesmo a partir de um conjunto de importantes conceitos complexos em seu desenvolvimento e conectividade.

Prepare-se para materializar aquilo que você tem dentro de seu inconsciente, mas, acima de tudo, prepare-se para colocar em prática tudo o que você for descobrindo, pois intenção sem ação torna-se apenas ilusão.

Victor Sorrentino
Médico, professor e escritor

INTRODUÇÃO

**Atenção: este não é um livro de dieta. Nem de exercícios. Mas tem potencial incrível para fazer você emagrecer.
Não nos conhecemos ainda, mas posso garantir que nada do que você tenha lido ou feito para emagrecer antes terá o mesmo impacto do que verá a partir de agora.**

Quem luta com o peso jamais teve uma vida fácil; mas, atualmente, a coisa conseguiu ficar pior, porque o corpo ideal nunca pareceu tão fácil de conquistar. São várias as soluções oferecidas, quase sempre muito fáceis e rápidas, além de bastante caras. Esse corpo ideal não é só vendido, mas também exigido, ostentado, patrocinado e retocado para que a foto pareça perfeita. Por causa dessas expectativas e desses padrões, falar de emagrecimento é, na maioria das vezes, muito complicado, porque parece ser algo fácil para quem já conseguiu atingir o "peso ideal" e praticamente impossível para quem tentou e fracassou. As mesmas redes sociais que nos apresentam todos esses padrões nos mostram muitos caos de "antes e depois", posts motivacionais e pessoas que perderam muito peso. E nessas horas, o que é para motivar acaba deprimindo.

Quem tentou emagrecer muitas vezes, conseguiu seguir dietas por bastante tempo e depois recuperou todo o peso que perdeu carrega perguntas que precisam ser respondidas: *por que parece tão fácil para os outros? Por que parece funcionar para todo mundo, menos para mim? Será que isso tem explicação?*

Talvez você tenha aberto este livro porque já se cansou de brigar com seu corpo, de se sentir mal, de não entender por que tantas receitas, fórmulas, dietas e métodos funcionam para algumas pessoas, mas, por algum motivo aparentemente inexplicável, não funcionam para você.

Será que há algo errado com você? Será que você é tão diferente das outras pessoas? Quem se faz essas perguntas já não aguenta mais passar fome e ter que chegar ao limite do corpo para fazê-lo caber em moldes que parecem não ter sido feitos para ele. E tudo isso para que as medidas mudem bem pouco, já que logo ficam

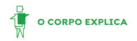

O CORPO EXPLICA

estagnadas ou voltam ao ponto inicial. E veja, você nem queria ter a barriga perfeita. Poder entrar naquela calça e se sentir bem já seria ótimo.

Tudo bem, você até entende que é normal que a dieta X ou o treino Y não funcione para todo mundo. Mas por que justo você tem que ficar no grupo dos que não conseguem emagrecer nunca? Afinal, deveria ser fácil. Veja quantos avanços tecnológicos e de conhecimento existem e que abarcam as melhores práticas para quem quer ter o corpo perfeito! Basta ter foco, persistência e mudar os hábitos que os resultados aparecerão, certo? ERRADO!

Infelizmente, mesmo que você acompanhe todos os profissionais da saúde, tenha um mentor de emagrecimento, comece a fazer jejum intermitente, a dieta do chá ou até recorra às cirurgias e aos tratamentos estéticos, é bem provável – aliás, é certo – que, mesmo quando conseguir perder peso, você acabará encontrando-o de novo. E isso não tem a ver com a qualidade do trabalho desses profissionais nem com as soluções oferecidas por eles.

Para quem tem problemas com o corpo, lutar contra o peso é um projeto que vai muito além do verão, porque você está, desde criança, preocupado com sua aparência e com o tamanho do seu prato. E os outros também estão, porque ninguém tem o corpo e o prato mais observados que uma pessoa gorda. Em nossa sociedade, estar acima do peso ainda carrega um estigma moral e implica culpa, porque, afinal, o que se ouve é que você negou todos os métodos citados aqui e, portanto, só pode ser preguiçoso, uma vez que não segue a dieta direito, não se exercita e não consegue seguir o conselho clássico: "é só fechar a boca".

O mito da meritocracia do corpo é fácil de quebrar: há muita gente comendo bem, mantendo uma dieta equilibrada, e que não emagrece para chegar ao peso de que gostaria. Enquanto isso, todos já conhecemos o clássico "magro de ruim", aquele amigo que vive à base de refrigerante e fast food e continua magérrimo, vestindo o que quiser. E esse amigo magro também sofre, porque o corpo dele não é padrão – e ele, provavelmente, já tentou ganhar massa para se sentir melhor e não conseguiu, restando apenas tratamentos estéticos e atividade física como opção.

Nada contra cirurgias, tratamentos estéticos, dietas. O problema é: se eles são tão poderosos, por que tantas pessoas – e talvez você seja uma delas – continuam presas a uma relação de sofrimento e restrição quando o assunto é alimentação e cuidado com o corpo?

> Vivemos em uma sociedade que oferece milagres invasivos, que deixam a mensagem: "se seu corpo não serve, basta cortá-lo e costurar um novo corpo", sem discutir os riscos, as dores e os motivos de seu corpo ser justamente aquele que você precisa ter. E é aqui que entra este livro. Porque, aqui, acredito no poder do seu corpo.

Talvez você não saiba, mas seu corpo é um mapa para entender a sua história e o funcionamento de sua mente. Trabalho há muitos anos com o estudo do corpo, e a descoberta que apresento permite que você diga a uma pessoa, só de olhar, por que ela não consegue emagrecer. Não há nenhum milagre. O Corpo Explica (OCE) é fundamentado em uma ciência comprovada, testada e documentada que tem como base os traços de caracteres – teoria da psicologia desenvolvida, inicialmente, por Wilhelm Reich, amparada não só no trabalho dele, mas também na construção teórica de inúmeros estudiosos, os quais você ainda vai conhecer melhor nas próximas páginas.

Vou me aprofundar – e muito – nesse assunto nas páginas a seguir, porém o conceito geral funciona mais ou menos assim: ao longo de sua formação, desde a gestação até o fim da infância, seu corpo e sua mente se desenvolveram em conjunto. A mente absorvia as informações do ambiente, e o corpo recebia os "toques" da mente para se moldar, para garantir sua sobrevivência – sempre com o objetivo de fazer você prosperar naquele ambiente, naquela família, na casa na qual vivia. Assim, é possível conhecer o perfil psicológico das pessoas no primeiro "bom dia", observando os

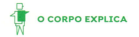 **O CORPO EXPLICA**

traços do formato do corpo delas. Esses traços do corpo contam a história daquela criança: se ela foi amada, acolhida, se tem medo de rejeição, se precisa comer para se sentir mais confortável, se vai engordar na mesma área para se proteger de ameaças. A história está toda no corpo. A estrutura do seu corpo se formou com sua mente, priorizando suas maiores necessidades, e é importante para um diagnóstico rápido e certeiro do seu jeito de funcionar, de amar e até de comer e engordar.

A realidade é que os métodos de emagrecimento da moda são oferecidos e vendidos porque, de fato, funcionam, mas apenas para quem tem a função peso bem resolvida no corpo. E você vai descobrir, em breve, sobre o que estou falando quando uso essa palavra tão importante: "função". Guarde-a bem.

Sempre vai haver um chá novo, um exercício moderno, mas enquanto a função peso estiver ali, cumprindo seu papel, será uma guerra injusta que você perdeu de cara. E também nenhum emagrecimento será duradouro. O problema do não emagrecimento tem a ver com o verdadeiro papel do peso em um corpo. Quem não consegue perder peso é porque ainda precisa dele e, mesmo com métodos bons, vai acabar readquirindo-o.

Conhecer os traços de caracteres e a maneira como funcionam no corpo pode libertar uma pessoa que passou a vida inteira tentando emagrecer sem respeitar suas necessidades. Pode fazer alguém entender que não vai conseguir sobreviver plenamente em determinado tipo de trabalho ou de relacionamento, e que essa inadequação gera compulsão alimentar, acúmulo de gordura e ansiedade. Compreender os traços de caracteres é mais que uma fórmula mágica; é a chave para tudo aquilo que ocultamos conscientemente, mas que precisa vir à luz para que possamos nos tratar bem e transformar nossa vida.

Então pare de brigar com os métodos e consigo mesmo. Aproveite a oportunidade de se conhecer muito mais do que imaginou, assim você poderá se abraçar. O Corpo Explica não é mais um método de emagrecimento e, sim, um método de compreensão sobre você, capaz de explicar como a sua mente funciona a partir da análise do formato do seu corpo. E essa análise revela o seu modo de pensar, sentir e agir, que é o que explica o motivo pelo qual você tem problemas que não conseguiu entender e resolver ainda, inclusive o excesso de peso.

Entender como a sua mente funciona fará você descobrir qual é a função do excesso de peso de que deseja se livrar, e quando essa função for assimilada e substituída, você poderá utilizar qualquer método de emagrecimento, incluindo aqueles que já tentou. Daí aquela dieta que funcionou para a amiga vai funcionar para você também, assim como o tratamento estético ou o treino.

Neste livro, assumi o desafio e o compromisso de trazer esse conhecimento em linguagem mais didática possível, para que você consiga identificar os traços do seu corpo e saber de que forma eles funcionam. E também para que profissionais do desenvolvimento humano, como nutricionistas, psicólogos, personal trainers, possam utilizar essa teoria e mudar o modo como se trata a obesidade e o emagrecimento, fazendo da ferramenta O Corpo Explica sua maior aliada.

Quero provar a você que é possível emagrecer sem dor, em paz com seu corpo, aceitando que tudo o que existe nele tem uma função que precisa ser respeitada. Não existe caso perdido, mas corpo incompreendido. Este livro é uma jornada para ir além do que você sempre pensou sobre seu corpo. É uma porta de entrada para mais liberdade, autoconfiança, amor-próprio e uma relação positiva com o espelho. Não se preocupe, não é só teoria. Você verá, sim, os resultados no seu corpo. Mas vai descobrir que a grande mudança não é apenas na alimentação; é uma mudança profunda e real dentro de si. E depois dela, você poderá finalmente dar adeus à guerra com a balança.

PARTE 1

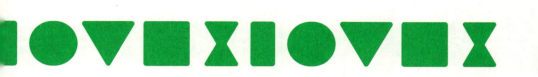

A guerra
sem fim

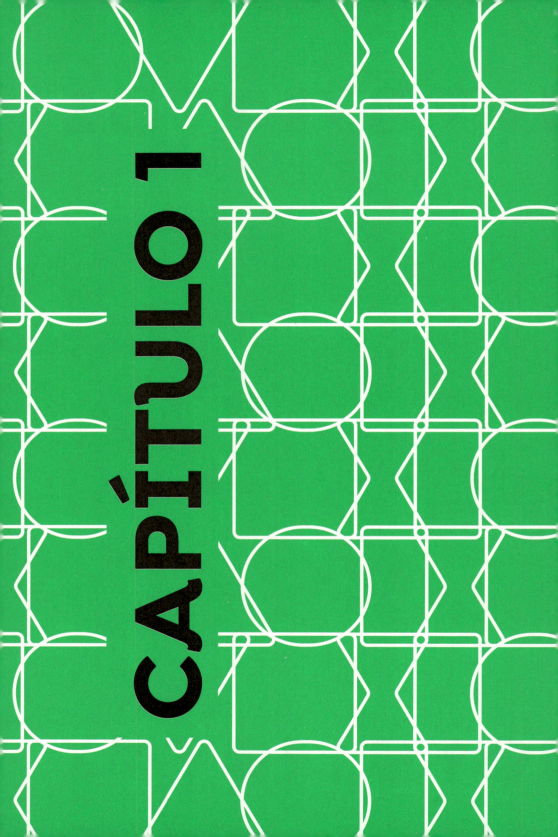

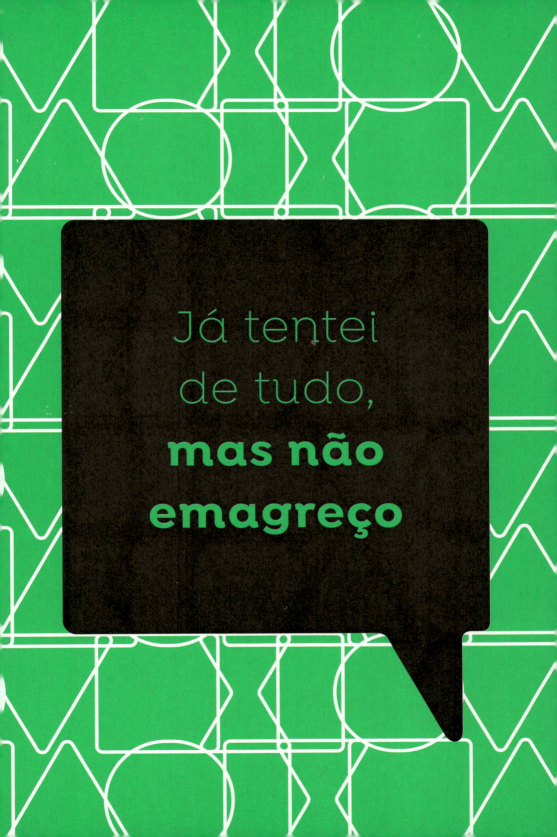

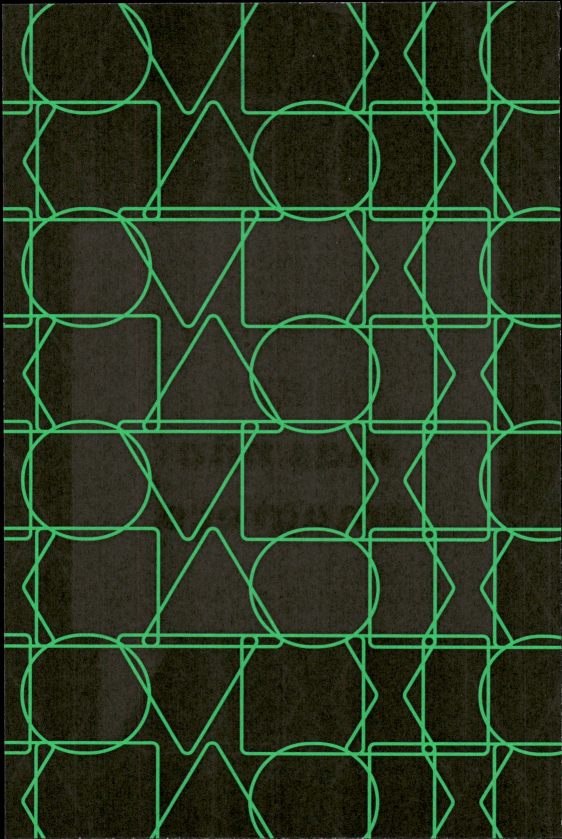

O CORPO ERRADO

Deixe-me contar a você a história de Elisa, que talvez seja a sua história ou a de alguém que você conhece.

É sexta-feira à noite, dia de se divertir! Falta apenas meia hora para sair, mas Elisa ainda está de frente para o espelho, com uma calça nas mãos, enquanto respira tensa de agonia. Estamos falando de uma mulher incrível, de uma dentista bem-sucedida, que tem um casamento feliz com Carlos Eduardo, advogado e seu primeiro namorado. Mãe de dois filhos lindos, Júlia e Henrique, Elisa é alguém com quem sempre se pode contar em momentos difíceis. Seu abraço é acolhedor; sua escuta, atenta, e sua fala, além de doce, parece trazer exatamente o que se precisa ouvir. Todos os amigos e conhecidos de Elisa concordam que pouca gente é tão legal quanto ela.

No entanto, nesse momento, em plena sexta-feira, a única coisa que se pode perceber em Elisa, que adora se encontrar com os amigos, é uma vontade imensa de sumir e não aparecer na festa de aniversário de Sabrina, sua melhor amiga. Parada em frente ao espelho, com a calça nas mãos, ela repete: "Que erro! Que erro!". Sim, ela não deveria ter inventado de provar aquela calça. Justo aquela. A mais linda que tem, supercara, de um azul-escuro perfeito, que a deixava de bumbum empinado e com a perna bem desenhada. Acontece que essa calça não fecha há mais de dois anos.

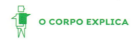

O CORPO EXPLICA

Foi um erro juvenil? Sim, mas já aconteceu. Elisa pulou, deitou-se na cama, prendeu a respiração, murchou a barriga, mas a calça não entrou, e agora ela está derrotada, olhando para o guarda-roupa, pensando que deveria jogar tudo fora, pois metade das coisas não serve, mas não tem coragem de se desfazer delas porque vai usar tudo quando emagrecer.

"O dia em que eu emagrecer" é um dia que vive nos sonhos de Elisa há muitos anos, mas que nunca chega. Ela não consegue emagrecer de verdade. Já teve momentos de muita motivação e foco, seguiu várias dietas. Inclusive está tentando uma agora, acompanhada por uma nutricionista que ajudou três amigas dela a emagrecer. Para você ter ideia de quanto Elisa se esforça para emagrecer, recentemente ela fez uma grande compra no mercado apenas com os itens saudáveis da dieta prescrita pela nutricionista, preparou as receitas, congelou a comida para não dar sorte ao azar, fez tudo direitinho e, quinze dias depois, adivinhe: subiu na balança do banheiro e viu que havia engordado duzentos gramas. E Elisa é tão esforçada que tentou se consolar achando que poderia ser inchaço.

Elisa não é uma daquelas pessoas que somente falam que querem emagrecer; ela tenta de verdade, mas não consegue. E agora, enquanto segura nas mãos a calça que não serviu, ela se olha no espelho e não consegue mais pensar; só sente aquele misto de angústia e vazio crescendo no meio do peito; não consegue escolher roupa nenhuma; o horário de sair passou, e o celular já está repleto de mensagens de Carlos Eduardo perguntando se ela está pronta. Só que nossa amiga ainda está de calcinha e sutiã, com o cabelo molhado, olhando-se no espelho, segurando o choro para não desabar. "Meu Deus, não sei mais o que fazer", Elisa fala para si mesma.

O coração aperta, a boca fica seca; no meio do surto, ela sente um desejo intenso de comer o chocolate que tinha deixado escondido na geladeira – para que ficasse gelado e duro, e isso diminuísse sua vontade. Erro juvenil número dois, né? No fundo, Elisa sabe que nada diminui sua vontade de comer, em especial quando se sente sozinha e angustiada como agora. Ela pega o chocolate gelado e segue para o quarto mastigando com força cada pedaço dele.

Elisa volta para o espelho e segura as partes do corpo que não gostaria que estivessem ali. Puxa a barriga para baixo e se imagina sem aquela pochete. Alisa o bumbum e as coxas enquanto continua se checando no espelho e pensando: "Agora não tem jeito! Não há treino que resolva!".

A coisa não está nada fácil para Elisa. Até remédio ela tentou e, na época, foi uma boa ideia. Ela ficou magra e tinha muita energia para malhar e disposição para fazer tudo. Pena que virou outra pessoa. Nervosa, agressiva, era como se estivesse com uma TPM permanente e de alta performance. Nem parecia a Elisa doce e feliz que todo mundo conhecia. Até com os filhos ela mudou. Aí, decidiu parar os remédios e o humor voltou ao normal, mas, em uma semana, parte do peso voltou e, em dez dias, estava tudo lá de novo.

Elisa também teve a fase dos procedimentos estéticos. Daquelas massagens modeladoras que mais pareciam uma surra. Foi um período de esperança, em que ela começou a correr, perdeu um pouco de peso, mas logo o ganhou de novo. Houve uma época em que pensou em cirurgia, chegou a fazer pesquisas e até orçamentos, mas ouviu o infeliz comentário da irmã: "Não adianta operar e depois comer tudo de novo. Você vai jogar dinheiro fora".

E a vida inteira foi assim, desde a adolescência: preocupando-se porque o corpo não era do jeito que deveria ser, da forma que ela achava bonito; tomando cuidado para o braço gordo não aparecer na foto, para não se curvar demais e parecer ainda maior; pedindo a alguma criança da família que ficasse na sua frente na hora da pose para a foto de Natal; sofrendo em provadores. Isso sem falar no pânico de verão e de biquíni!

O fato é que, agora, Elisa está bem cansada da guerra com a balança e, a essa altura do campeonato, a única coisa que ela quer saber, e que talvez você também queira, é: por que para outras pessoas emagrecer parece tão simples, mas não para ela? Por que tudo o que dá certo para algumas pessoas não funciona para ela? Por que, mesmo com tanta coisa na internet, justo ela não consegue perder peso?

Enquanto se pergunta tudo isso na frente do espelho, em meio ao turbilhão de sentimentos presos na garganta, em conjunto com

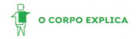 O CORPO EXPLICA

o choro acumulado, o celular vibra com mais uma mensagem de Carlos, e Elisa se dá conta de que gastou vinte minutos no surto e agora precisa se virar e sair. Ela respira fundo, come o último pedaço de chocolate, recompõe-se e escolhe ir ao evento com a roupa de sempre. A mesma que usa para trabalhar, para jantar, para tudo, porque é a que serve. Arruma-se sem alegria e faz aquela maquiagem que serve para tentar esconder um pouco o peso, afinar o rosto e cobrir o que a envergonha. Quando o marido chega, pergunta se ela está pronta e diz que está bonita, mas Elisa não acredita. Ele nem faz ideia de que a esposa passou a última meia hora angustiada, odiando-se e culpando-se. Enquanto termina de se arrumar de qualquer jeito, Elisa se pergunta até quando Carlos vai topar estar com uma mulher assim, que não consegue fazer um "projeto verão" e ficar bonita como ele merece, que não consegue ficar igual à outras mulheres.

Quando chegam ao aniversário, a festa está repleta de comida, mas Elisa não tem coragem de comer com tranquilidade. Sente-se observada por todos e culpada pelo chocolate gelado que comeu de tristeza. Enfia uma minicoxinha na boca, e o crocante da casca misturado ao recheio macio e cremoso lhe porcionam um conforto único. Coxinha igual àquela que a avó fazia nas festinhas, na época em que Elisa podia comer qualquer coisa sem engordar. Além do chocolate, agora ela se culpa por ter comido a coxinha, mas decide comer mais uma. Nessa negociação, decide que vai recusar o pedaço do delicioso bolo de chocolate com morango e passa o fim de semana inteiro ansiosa por ter que encarar a nutri na segunda.

A história de Elisa é resultado de uma compilação de *e-mails*, depoimentos e mensagens que recebo todos os dias nas redes sociais. É a história de quase todas as pessoas que lutam com o peso há anos, as quais, sem exceção, já passaram pela fase de sentir vergonha de si mesmas, perderam a vontade de sair para se divertir porque não conseguiram emagrecer e, muitas vezes, tiveram a sensação de que nada mais poderia ajudá-las.

Mais que uma luta, para quem não consegue emagrecer, o peso torna-se uma guerra. Em certas ocasiões, você até vence uma batalha, mas, na maioria delas, acaba perdendo. E, para piorar, a guerra não tem data para acabar e, quando você sente que encontrou um aliado, sabe que, em algum momento, ele pode se tornar um inimigo. Se hoje você luta com o peso, é certo que ao longo dos anos passou por nutricionistas, personal trainers ou coaches; leu livros; fez dietas de revista; tomou chás, suplementos, *shakes*, remédios; realizou tratamentos estéticos e fez tudo o que existe no "mundo do emagrecimento". O mais engraçado é que, nesse meio, tudo parece muito simples; afinal, "é só ingerir menos calorias do que gasta", como se o corpo perfeito fosse uma questão de "fechar a boca"; como se "fechar a boca" fosse só uma questão consciente de querer e pronto! Como se comer não fosse necessário para permanecer vivo. Quem luta com o peso comprova todos os dias que, na prática, a coisa não é tão simples assim.

ARMA SEM MUNIÇÃO

Quem luta com a balança já pensou em ações extremas, como fazer cirurgia bariátrica, considerada o recurso final e a última cartada para quem não consegue perder peso. Acontece que nem mesmo esse método derradeiro e invasivo está livre de fracasso, sabia? Há inúmeros casos de pessoas que voltam a ganhar peso depois de fazer a cirurgia bariátrica. Em matéria do *Bom Dia Brasil*, em 2016, o Hospital das Clínicas da Faculdade de Medicina da Universidade de São Paulo (HCFMUSP) apresentou um estudo de acompanhamento feito com 24 pessoas que passaram por cirurgia bariátrica, e o resultado foi surpreendente. Todos os pacientes perderam peso nos primeiros dois anos, mas, depois disso, dez pessoas voltaram a engordar.[1] Isso significa que mais de 40% dos bariatricados não conseguiram manter os resultados. Eu gostaria que você tivesse essa estatística em mente enquanto lê os próximos capítulos.

Em 2004, a falecida estrela de cinema Darlene Cates, que chegou a pesar mais de duzentos quilos, contou à revista *People* que já havia tentado de tudo, incluindo um procedimento conhecido

---

[1] ESTUDO mostra por que pacientes que reduzem estômago voltam a engordar. **G1**, 2 set. 2016. Disponível em: http://g1.globo.com/bom-dia-brasil/noticia/2016/09/estudo-mostra-por-que-pacientes-que-reduzem-estomago-voltam-engordar.html. Acesso em: 4 abr. 2022.

Mais que uma luta, para quem não consegue emagrecer, o peso torna-se uma guerra.

como "grampeamento do estômago", nos anos 1980. Ela emagreceu a princípio, mas em cinco anos recuperou o peso e os antigos hábitos. A atriz descreveu o que aprendeu com o processo: "Sabe aquilo que fez você engordar, para início de conversa? Não cortam isso durante a cirurgia. As pressões que levaram você a buscar consolo na comida ainda estão lá quando você chega do hospital".[2] Cates, na época, estava pesando 232 quilos, precisava de cadeira de rodas elétrica para se movimentar e mesmo assim resistia aos apelos da filha para fazer a bariátrica. A atriz tinha certeza de que a cirurgia falharia e de que ela ainda correria o risco de morrer na mesa de operação.

Muitas pessoas comentam que, mesmo depois da cirurgia, não conseguiram ter a "cabeça de magro" e que, após perderem peso, se acostumaram a comer pelas beiradas, sabotando o estômago menor com a ingestão de bebidas calóricas e pequenas quantidades de doces o dia todo. Na realidade, mais que uma intervenção física, o fracasso da cirurgia bariátrica em tantos indivíduos mostra que o emagrecimento talvez não esteja 100% no corpo. Afinal, se se tratasse de uma questão meramente física, em meio a tantos métodos disponíveis, pelo menos um deveria se mostrar efetivo, então todos que pudessem pagar por ele estariam magros.

LUTANDO A GUERRA ERRADA

Ao refletir sobre os milhares de métodos para emagrecer, é ao menos curioso pensar que algo aparentemente simples, como consumir menos calorias do que se gasta, tenha gerado uma verdadeira indústria ao nosso redor. Entre profissionais, terapias, tratamentos e medicamentos, hoje há centenas de milhares de técnicas para emagrecer. Tenho certeza de que todas funcionam; afinal, os resultados foram comprovados por pesquisas e por pessoas que obtiveram sucesso com elas. Mas o problema central que quero trabalhar aqui é: para quem luta para emagrecer, todos os méto-

---

[2] THE PAIN OF regain after gastric surgery. **People**, 24 maio 2004. Disponível em: https://people.com/archive/the-pain-of-regain-after-gastric-surgery-vol-61-no-20/. Acesso em: 4 abr. 2022.

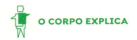 O CORPO EXPLICA

dos cientificamente comprovados não são o suficiente, tendo em vista que nenhum deles funcionará enquanto você estiver lutando a guerra errada.

Além de os métodos terem eficácia comprovada e de haver milhares de casos de sucesso, olhando os profissionais desse universo, podemos afirmar que a maioria deles é competente e comprometida. Desde o nutricionista, passando pelo *personal*, até o esteticista, todos estão nessa guerra do emagrecimento porque pessoas como você tiveram a humildade de pedir ajuda quando entenderam que não dariam conta sozinhas. Você já viu tal comprovação em conhecidos, anúncios, pessoas que estão mudando de vida com a ajuda deles. Então por que mesmo assim só você não emagrece?

Este livro nasceu para auxiliar e acolher todas as pessoas que passaram pela situação apresentada no início deste capítulo. É para todos que se privaram de comer para, em seguida, passarem por um pico de compulsão alimentar acompanhado de um longo período de culpa. É para quem se pegou diante do espelho antes de um evento sem nenhuma roupa que servisse. Escrevi este livro com o desafio de responder ao que, talvez, seja o maior questionamento de sua vida neste momento: por que mesmo depois de tantas dietas, chás, exercícios e estratégias infalíveis para várias pessoas, justo você não conseguiu vencer a guerra contra a balança?

Sou a favor de nutricionistas, personal trainers, terapeutas do emagrecimento em geral e de tudo o que funcione para ajudar alguém nessa guerra, mas entendo que, em muitos casos, falta a esses profissionais o que O Corpo Explica veio trazer: a noção de que a guerra contra o peso está transformando aliados ocultos em inimigos públicos. E, por incrível que pareça, inimigos como esses, muitas vezes, são elementos bastante queridos e importantes para nós na verdadeira guerra da sobrevivência. Na batalha contra o excesso de peso, você está lutando uma guerra errada e injusta contra um inimigo – o excesso de peso – que lhe faz um bem enorme, mesmo sem você ou as pessoas à sua volta perceberem.

Justamente pelo fato de o excesso de peso lhe fazer tão bem em nível inconsciente e, ao mesmo tempo, causar tanta dor e desconforto no nível consciente é que fica tão difícil definir se ele é inimigo ou aliado. E tenho o compromisso de entregar à sociedade e aos profissionais da saúde e do bem-estar uma ferramenta capaz de identificar os inimigos ocultos do emagrecimento e de mostrar, de forma saudável tanto para a mente quanto para o corpo, "os benefícios" que o excesso de peso oferece às pessoas que não conseguem emagrecer.

No próximo capítulo, vou explorar um pouco a questão dos recursos de emagrecimento e começar a destrinchar aquilo que ninguém está vendo no processo de emagrecer, para lhe mostrar como transformar, para sempre, sua vida ou a de seus pacientes. Essa preparação é importante para que você compreenda, absorva e aplique a ferramenta de O Corpo Explica – e, dessa vez, sem frustração. O próximo capítulo é daqueles de "explodir a mente" ao mesmo tempo que explica e acolhe muitos sentimentos e situações que até o momento você não conseguia entender e que, a partir de agora, começarão a fazer sentido.

> Para você não se sentir sozinho nessa jornada, algumas pessoas que venceram a guerra contra a balança, ou melhor, que pararam de lutar a batalha errada, contarão aqui um pouco do que compreenderam e fizeram (ou deixaram de fazer) para não precisar mais desse inimigo – o excesso de peso – como aliado.

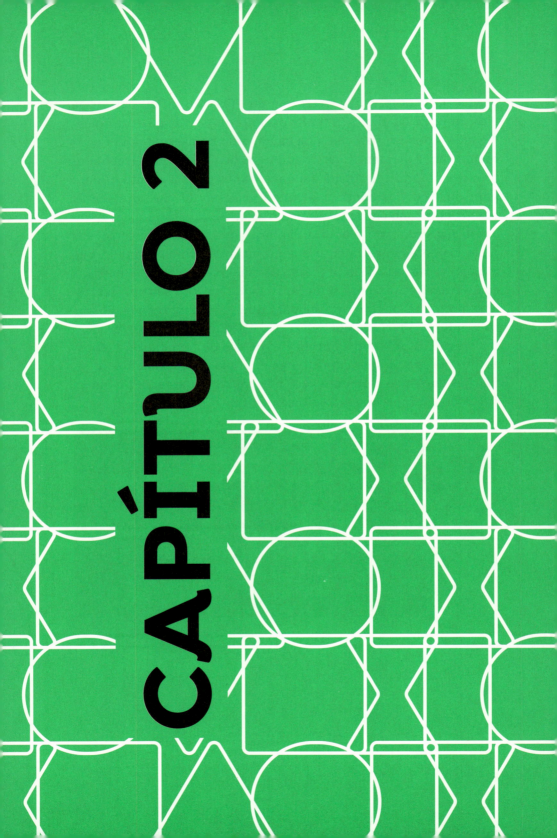

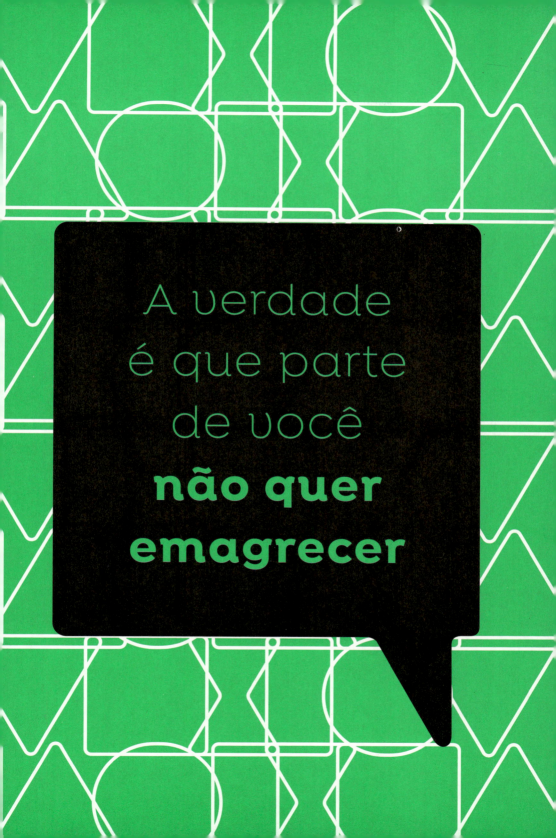

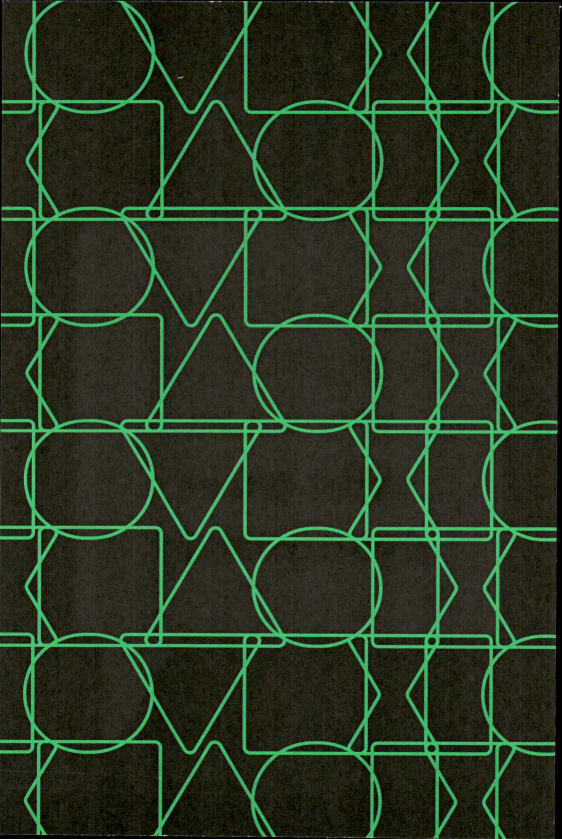

CALMA, VOCÊ NÃO ESTÁ SOZINHO

Antes de tudo, se seu caso é o de alguém que está acima do peso e não consegue emagrecer, não se iluda achando que está sozinho nessa. Como sociedade, estamos lutando a guerra errada contra o excesso de peso, e os números demonstram isso, sem sombra de dúvida.

Para início de conversa, entre 2003 e 2019, a proporção de obesos acima dos 20 anos mais que dobrou no Brasil, passando de 12,2% para 26,8%. Nesse período, a obesidade feminina subiu de 14,5% para 30,2%, enquanto a masculina passou de 9,6% para 22,8%.[3] Até 2019, 1 a cada 4 brasileiros estava obeso. Se esses números assustam, nem queira ver o quanto isso aumentou com a pandemia de covid-19, iniciada em 2020.

Ainda maiores que os índices de obesidade são os de excesso de peso, que ultrapassam os 50% na faixa dos 25 aos 39 anos, sendo que 58,3% dos homens dessa faixa etária estão acima do peso, assim como 57% das mulheres. No entanto, afirma o Instituto Brasileiro de Geografia e Estatística (IBGE), nos demais grupos etários, os percentuais de excesso de peso eram maiores entre as mulheres.

---

[3] PESQUISA do IBGE mostra aumento da obesidade entre adultos. **gov.br**, 21 out. 2020. Disponível em: https://www.gov.br/pt-br/noticias/saude-e-vigilancia-sanitaria/2020/10/pesquisa-do-ibge-mostra-aumento-da-obesidade-entre-adultos. Acesso em: 4 abr. 2022.

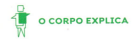

O CORPO EXPLICA

==Os dados apontam que mais da metade da população brasileira (mais de cem milhões de pessoas) luta com o excesso de peso.== E essa tendência é acompanhada do restante do mundo. Estima-se que, atualmente, um terço da população mundial está obesa ou acima do peso.[4] Isso significa que você, que já se pegou pulando para entrar em uma calça, pode se considerar muitas coisas, menos sozinho nessa batalha.

Então o que explica tanta gente estar lutando com a balança concomitantemente, mesmo estando na era da informação? Não faltam influenciadores digitais e programas de TV para defender os benefícios da comida "de verdade", o corte do consumo de ultraprocessados e a atividade física diária. Por que você e um número absurdo de pessoas não conseguem emagrecer?

O fato é que há algumas verdades que os profissionais do emagrecimento e os influenciadores não estão mostrando às pessoas, talvez por ainda não terem tido acesso a esse tipo de informação ou por não estarem dispostos a arcar com o desgaste de uma verdade que mais desagrada e confronta do que acolhe e motiva. Vamos começar pela primeira e grande verdade: a maioria das pessoas simplesmente não quer emagrecer. A real necessidade delas tem a ver com o pavor oculto de emagrecer, não com a vontade de perder peso, como todo mundo acredita. Essas pessoas *acreditam* que querem ser mais magras, mas no fundo não o desejam e, inconscientemente, até precisam e fazem questão do excesso de peso.

Prova disso é a altíssima taxa de fracasso das dietas – e, mais que isso, o fato de que, mesmo pessoas que conseguem fazer dieta, voltam a engordar em pouquíssimo tempo. Muita gente consegue "fechar a boca", resistir à tentação por dias, talvez até por semanas ou meses, mas o corpo continua ali, grande e pesado. E mais: mesmo entre aqueles que conseguem fechar a boca e perder o peso almejado à base de muito sacrifício, e até de intervenções agressivas, boa parte não consegue manter o resultado no primeiro ano. Pesquisas mostram que 80% das pessoas que

---

[4] FOX, M. The whole world is getting fatter, study finds. **NBC News**, 12 jun. 2017. Disponível em: https://www.nbcnews.com/health/health-news/whole-world-getting-fatter-study-finds-n771176. Acesso em: 4 abr. 2022.

têm uma dieta bem-sucedida recuperam o peso em um espaço de doze meses.[5]

Quem sofre porque precisa emagrecer e não consegue não está sozinho nesse problema, mas se sente assim – e muito! – na busca pela solução.

SOBRE VOCÊ NÃO QUERER EMAGRECER DE FATO

Chegou a hora de apresentar a parte de você que morre de medo de emagrecer. Quem briga com a balança tem mais problemas relacionados a sentimentos e emoções do que de saúde. É claro que o excesso de peso oferece riscos à saúde, e não temos a pretensão de negar essa realidade; todavia, a maior parte do sofrimento, na verdade, está nos sentimentos: sentir-se incapaz, julgado, fora de padrão, sem valor, menos atraente, sem força de vontade e até vítima de gordofobia. Os relacionamentos oferecem a essas pessoas um sofrimento muito mais agudo que problemas de saúde.

Há estudos sobre o fardo psicossocial de estar acima do peso, porque o fato de as pessoas com sobrepeso serem associadas à preguiça, à incapacidade e à falta de amor-próprio gera muito estresse sobre elas. E esse estresse é responsável por agravar ainda mais o quadro de excesso de peso. Como disse o psicólogo Yuri Busin, diretor do Centro de Atenção à Saúde Mental – Equilíbrio (Casme) – em entrevista à revista *Saúde*: "Internalizar essa ideia de que estar obeso é sinônimo de ser preguiçoso, incapaz e pouco atraente abala o estado emocional, o que favorece, por exemplo, a depressão e a ansiedade".[6] Muito do que existe de gordofobia e preconceito em nossa sociedade piora ainda mais a questão do excesso de peso, porque dispara, nessas pessoas, episódios de fome emocional, uma vez que elas se sentem em risco, tristes e sozinhas.

---

[5] ENGBER, D. **Unexpected clues emerge about why diets fail**. Scientific American, 13 jan. 2020. Disponível em: https://www.scientificamerican.com/article/unexpected-clues-emerge-about-why-diets-fail/. Acesso em: 4 abr. 2022.

[6] VIEIRA, V. **Gordofobia faz tão mal à saúde quanto o excesso de peso**. Veja Saúde, 9 fev. 2017. Disponível em: https://saude.abril.com.br/mente-saudavel/gordofobia-faz-tao-mal-a-saude-quanto-o-excesso-de-peso/. Acesso em: 4 abr. 2022.

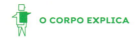 O CORPO EXPLICA

Com frequência, uma pessoa que sofre preconceito é preterida, sente-se abandonada, solitária e em risco, e isso agrava sua relação emocional com tudo, em especial com a comida e consigo mesma. Na maior parte das vezes, essa pessoa nem quer emagrecer por si própria; ela acaba desejando fazê-lo por terceiros: pelo corpo que deveria apresentar aos outros e pela imagem que deveria transmitir para se sentir "normal" e "encaixada" nos grupos sociais e nos ambientes nos quais precisa circular e dos quais sente que necessita participar.

É por essa razão que há uma parte de você que, no fundo, não quer emagrecer, que não se importa com o excesso de peso e, na realidade, até prefere estar assim. Ou melhor, uma parte de você precisa desse excesso de peso e não será convencida do contrário facilmente, porque está lutando pela sua sobrevivência e encontrou nos quilos extras o único aliado fiel na luta emocional para resistir perante o que lhe é exigido nos ambientes que frequenta e nas relações que mantém.

Como é possível ter imaginado ao longo dessas páginas, o excesso de peso não é uma questão matemática de contagem de calorias ou de escolher o treino e a dieta certos. Emagrecer é um problema e uma dor muito mais profundos do que os olhos podem ver. Você fala que quer emagrecer, e acredito nisso, mas há de concordar que tem uma parte sua que não deseja isso, e está na hora de entender o motivo. E saiba, ele tem a ver com a função que o peso exerce em sua vida hoje. E em sua sobrevivência. Guarde bem essa frase: o excesso de peso tem uma função.

ENTÃO, AFINAL, O QUE VOCÊ QUER?

Seria covardia minha dizer que você, no fundo, não quer emagrecer, sem explicar o motivo nem dizer o que você realmente quer e mostrar como consegui-lo, não é mesmo? Não se preocupe, tudo ficará mais claro e se encaixará nos próximos capítulos, e tenho certeza de que uma grande revolução começará aí dentro. O que você vai descobrir aqui vai fazer você entender muito sobre sua vida e enxergar muito mais que o número na balança ou aquele impresso na etiqueta de sua roupa.

A verdade é que parte de você não quer emagrecer

Talvez você esteja pensando: quem esse cara de O Corpo Explica acha que é para dizer o que quero? O que ele acha que sabe sobre mim?

Talvez você ainda não saiba, mas, como disse na introdução deste livro, o formato do corpo de uma pessoa explica como a mente dela funciona e, consequentemente, revela sua história de vida.

Toda vez que nos depararmos com alguém que tenta, mas não consegue emagrecer, ou que emagrece, porém não consegue manter o peso, vamos olhar o formato do corpo dela para entendermos por que ela escolheu o excesso de peso como aliado para sobreviver nos ambientes e nas relações que fazem parte da vida dela hoje.

Há três razões que fazem uma pessoa preferir ficar acima do peso, mesmo dizendo que quer emagrecer e tentando com insistência: **proteção, destaque e força.**

Essas são as três funções do excesso de peso em sua vida. Você gravou bem a palavra **função**? Se não o fez, trate de gravá-la, porque ela significa mais que a chave para o seu emagrecimento; ela guarda a chave para uma vida leve e feliz.

A pessoa que tenta emagrecer e não consegue vive na luta contra o peso, sem saber que, na realidade, o inimigo que insiste em atacar é um aliado de vida que oferece a proteção, o destaque ou a força mental e física de que ela necessita para sobreviver. Sempre que o peso começa a ir embora, as armas de sobrevivência que o excesso oferece começam a fazer falta, e a parte da pessoa que não quer emagrecer pede ajuda ao aliado, que volta a oferecer – de forma inconsciente – a proteção, o destaque e a força que, por enquanto, só foram encontrados no excesso de peso.

Essa pessoa é você? Talvez seja. E, respondendo à pergunta sobre o que você realmente quer, já que uma parte sua não quer emagrecer, a resposta é:

1. Você quer e precisa de PROTEÇÃO;
2. Você quer e precisa de DESTAQUE;
3. Você quer e precisa de FORÇA.

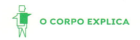
O CORPO EXPLICA

"Peraí, Elton, você está dizendo que os métodos, as dietas e os exercícios que funcionaram para um monte de gente não funcionam para mim só porque estou precisando de proteção, destaque ou força?"

É isso mesmo! O peso extra está lhe dando pelo menos um desses três mecanismos de sobrevivência, os quais, infelizmente, você não conseguiu ter de outra forma. Mas minha proposta é que você entenda isso e possa buscar, de outro modo, essas três coisas, sem precisar mais ter que – inconscientemente – manter o corpo grande para sentir que está em segurança.

Talvez você ainda não concorde, tudo bem; contudo, apenas considere essa possibilidade e, por ora, tente compreender essas três funções do excesso de peso.

Para facilitar a compreensão, vamos prestar atenção em três elementos que fazem parte de sua vida:

1. Sobrevivência;
2. Ambiente;
3. Relações.

Você se lembra de que, além de afirmar que uma parte sua não quer emagrecer, eu também disse que a parte que quer, muitas vezes, não busca esse desejo por si, mas pelos outros?

Pois bem, essa afirmação une essas três palavras e ajuda a fazer você entender a função do excesso de peso em sua vida: **para sobreviver nos ambientes que frequenta hoje e manter as relações que julga importantes e necessárias para sua vida, você necessita de um corpo grande, por isso insiste em manter os quilos que diz não querer mais.**

Que louco isso, não?!

VAMOS OLHAR AS COISAS POR OUTRO ÂNGULO?

Por mais estranho que possa parecer a afirmação de que alguém precisa do excesso de peso para sobreviver, vamos tentar ver as coisas por outro ângulo.

A verdade é que parte de você não quer emagrecer

O que acontecerá com sua vida se você emagrecer? Provavelmente, a parte que luta contra o excesso de peso dirá que seria um sonho realizado ou que você seria mais leve e mais feliz. Não é mentira, mas há uma parte em você que se aliou a esse excesso de peso para receber proteção, destaque e força. Vamos conversar com essa parte e ver o que ela responde?

Que número você gostaria de ver estampado na etiqueta de sua roupa e no visor da balança? Imagine-se vestindo essa roupa, subindo na balança e olhando-se no espelho, vendo-se mais leve, menor e muito mais atraente. **Agora responda: o que muda para pior em sua vida com você assim?**

Percebe que uma parte sua ama essa ideia, mas a outra não gosta tanto? Qual das duas partes de você é a mais forte? Se você está lendo este livro e não tem as medidas e o peso que acabou de imaginar, nós dois podemos concluir que a parte que se aliou ao excesso de peso para receber proteção, destaque e força pode até não ser a mais forte, mas é a que está vencendo, por enquanto.

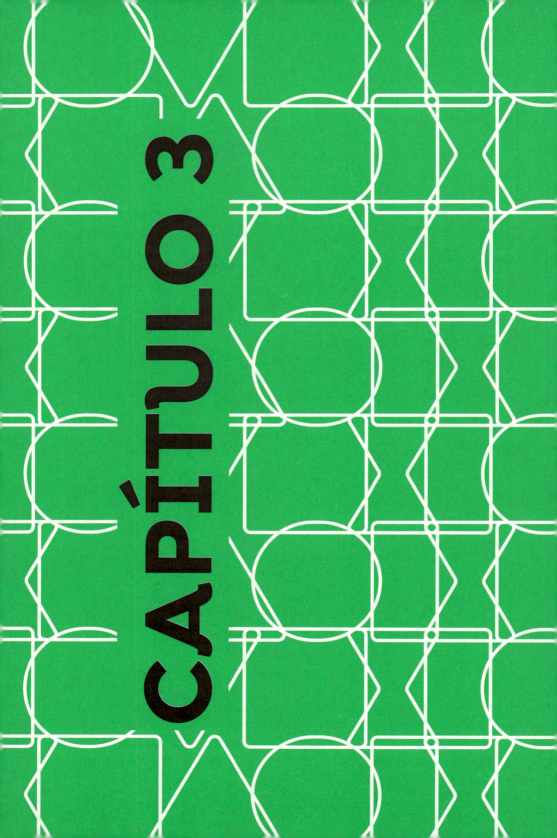

CAPÍTULO 3

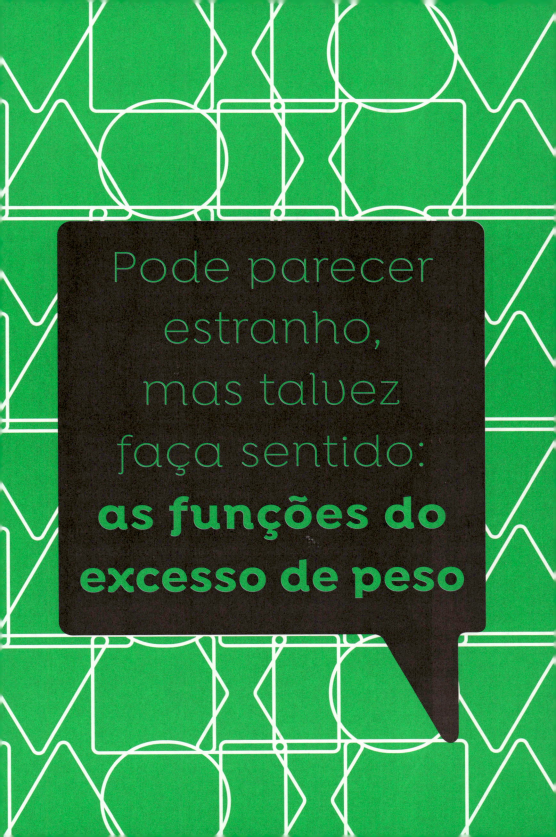

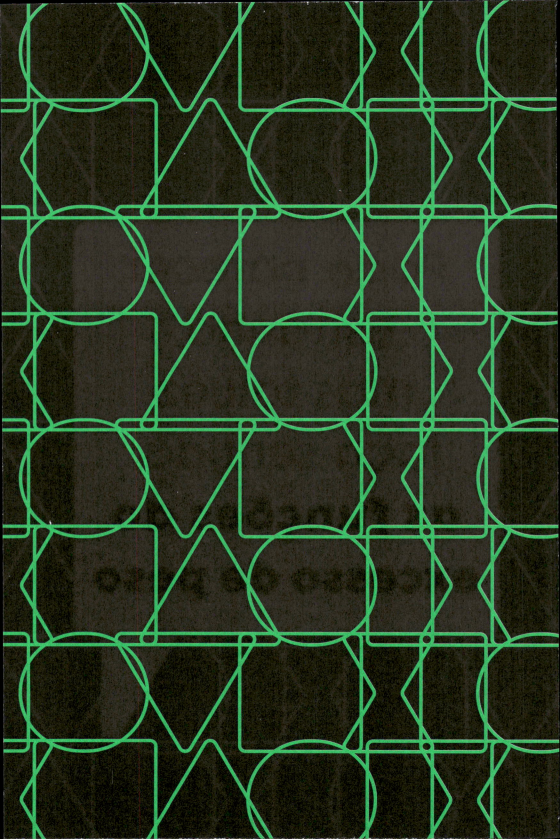

Vamos entender melhor de que proteção, destaque e força estamos falando? Para você nunca mais se esquecer das três funções do excesso de peso, lembre-se daquela sigla do arquivo que usamos para enviar fotos e documentos, o PDF. Agora, vamos olhar mais cada uma dessas três funções:

PROTEÇÃO: por motivos que vamos compreender mais adiante, quando o corpo fica menor, a pessoa se sente em perigo. Assim, para sobreviver nos ambientes que frequenta e nas relações que mantém atualmente, ela busca – de forma inconsciente – o excesso de peso para se esconder atrás de um corpo maior e menos atraente.

DESTAQUE: é muito mais fácil notar algo grande que pequeno, e o mesmo vale para as pessoas. Tem muita gente que morre de medo de ser ignorada, esquecida ou abandonada, e não encontrou maneira melhor de evitar que isso aconteça que o excesso de peso, para – inconscientemente – ter um corpo grande e visível.

FORÇA: há pessoas que fazem de tudo para evitar os problemas da vida e, quando estes aparecem, tentam se livrar deles o mais rápido possível. Em contrapartida, tem muita gente que acredita que os problemas fazem parte da existência, e que o papel principal de cada um é ser forte para encarar e suportar todas as adversidades que surgirem na própria vida ou na vida daqueles que amam. Essas pessoas precisam ser fortes o tempo todo e, para encontrar a força

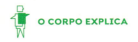

O CORPO EXPLICA

emocional para lidar com tantos problemas durante tanto tempo, adivinhe onde vão buscar – inconscientemente – essa força? Isso mesmo, no excesso de peso! Afinal, "quanto maior eu for, mais força terei".

FAZ SENTIDO, MAS TEM FUNDAMENTO?

Se o que estou falando aqui começou a fazer sentido para você, espere até conhecer algo chamado Traço de Caráter, que explicarei melhor nos próximos capítulos.

Em O Corpo Explica, afirmamos que o formato do corpo explana como a mente de uma pessoa funciona e revela as verdades por trás dos problemas que ela está enfrentando. Isso vale, também, para os problemas com a balança.

Gosto muito de trabalhar com tópicos, por isso fiz questão de elencar três palavras presentes na guerra contra a balança que estão fazendo você buscar no excesso de peso um aliado para "sobreviver" em alguns "ambientes" que costuma frequentar, em meio a "relações" que acredita que precisa manter e, para isso, precisa de "proteção, destaque e/ou força".

Vou inserir duas palavras-chave nesse quebra-cabeça para ajudar você a entender o motivo pelo qual você mesmo, ou alguém que ama, não consegue se livrar do excesso de peso: **utilidade e motivo.**

Imagino que, neste momento, por mais nova ou estranha que possa parecer essa explicação, as três funções do excesso de peso estejam começando a fazer sentido. O excesso de peso tem sido um aliado leal, por milhares de anos, para milhões de pessoas, mas agora chegou a hora de dar a elas a chance de compreender os motivos pelos quais escolheram esse aliado tão forte. O que essas pessoas precisam é da chance de escolher outra forma de sobreviver em ambientes e relações sem necessitarem de um corpo grande para se sentirem protegidas, vistas e/ou fortes.

Pode parecer estranho, mas talvez faça sentido: as funções do excesso de peso

TEM ESPAÇO AÍ PARA MAIS REVELAÇÕES CHOCANTES?

Como falei na Introdução, este não é um livro sobre emagrecimento. Embora o conhecimento disponibilizado aqui vá fazer você emagrecer, será apenas uma das consequências positivas que surgirão em sua vida após compreender como sua mente funciona. O mais interessante é que vamos utilizar o formato do seu corpo para explicar como o processo se dá.

Talvez você, como a maioria das pessoas, acredite que o formato do seu corpo foi definido somente pelas informações genéticas contidas na combinação do DNA de seu pai e de sua mãe, mas, não. Há um elemento a mais que contribuiu para o desenvolvimento do formato do nosso corpo, e que você precisa conhecer. Esse elemento, além de moldar o formato do corpo, também molda o padrão de funcionamento da mente, definindo nosso modo de pensar, sentir e agir.

Vou explicar como o formato do seu corpo explana o funcionamento da sua mente para que você possa entender os motivos pelos quais você (ou alguém importante para você) está precisando recorrer ao excesso de peso como um aliado oculto e inconsciente que oferece proteção, destaque e/ou força.

A partir de agora, vamos mergulhar um pouquinho na teoria por trás de O Corpo Explica, e que vai ajudar a acabar de uma vez por todas com a guerra contra o excesso de peso. Essa teoria vem acompanhada de uma prática, de técnicas para identificar e medir quanto você tem de cada traço de caráter, além de como isso interfere em seu padrão de funcionamento e afeta não só seu corpo, mas sua vida como um todo. Por essa razão, preste bastante atenção a esse conteúdo, porque ele serve para muito mais que a perda de peso.

Compreender o formato do seu corpo é como tirar um véu e mudar – para melhor – a forma como você vê a si mesmo e aos outros. Serve para "desenrolar" relações, resolver conflitos, fechar vendas, auxiliar as pessoas que amamos, dinamizar processos terapêuticos, entre muitas outras coisas. É incrível e, ao

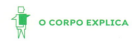 O CORPO EXPLICA

mesmo tempo, dá vontade de ler cada vez mais sobre o assunto. Mesmo tendo fundado o método, criado ferramentas e ajudado milhões de pessoas pelo mundo, ainda pesquiso, leio, faço estudos de caso e estou sempre me aprofundando no assunto e, é claro, me encantando cada vez mais com esse novo olhar sobre o ser humano, um olhar que você terá a partir de agora.

A parte que virá a seguir é fascinante, envolvente e intrigante. Não tem nada de teoria chata – fiz questão de me atentar a isso. Conduzirei você por uma viagem inesquecível e transformadora pelo universo das descobertas do mundo mental e emocional do ser humano.

Chegou a hora de descobrir como o formato do corpo de uma pessoa explica como a mente dela funciona e de que modo isso revela sua história de vida e a verdade por trás dos problemas que ela está enfrentando, incluindo o excesso de peso. Neste momento, quero pedir que você se permita ir mais adiante, porque, além de o excesso de peso ser uma consequência, tem função emocional de sobrevivência; então, vamos compreender sua mente, sua história e por que você está tendo os problemas que enfrenta agora.

Fernanda

 Fernanda eliminou 15 quilos em menos de três meses após a sua análise corporal implementando, no seu dia a dia, práticas simples, mas extremamente poderosas para a sua combinação de traços, como usar acessórios bonitos e coloridos de que gosta e se permitir banhos mais longos, quentes e cheirosos. E o mais legal é que ela se livrou do sofrimento que sentia em ser mais sensual diante de outras pessoas. Isso foi libertador para ela e possibilitou que se livrasse do peso que a impedia de chamar atenção como gostaria. Segundo Fernanda, a análise corporal mudou a vida dela a ponto de hoje não se importar com a opinião dos outros

Pode parecer estranho, mas talvez faça sentido: as funções do excesso de peso

como se importava antes. Ela passou, inclusive, a se permitir ser e parecer infantil em alguns momentos por gostar de coisas consideradas de criança.

PARTE 2

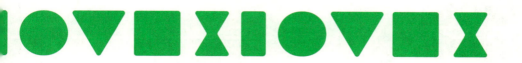

Descobrindo seu lado nessa guerra

É muito mais importante falar sobre como você é do que sobre como você está.

ATENÇÃO
Se você já fez alguma formação do O Corpo Explica ou já tem o conhecimento básico sobre os cinco traços de caracteres, fique à vontade para pular a **PARTE 2** – de apresentação – e avançar para a **PARTE 3** (página 147), parte de aplicação do método.

Decidi escrever assim para atender bem tanto quem está tendo o primeiro contato com esse universo de conhecimento agora, quanto quem já teve acesso ao conhecimento básico e quer entender melhor como ele se aplica ao emagrecimento.

Seja qual for o seu caso, sugiro que você tenha uma caneta para grifar e fazer muitas anotações.

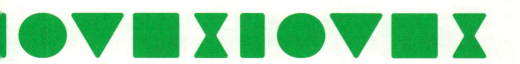

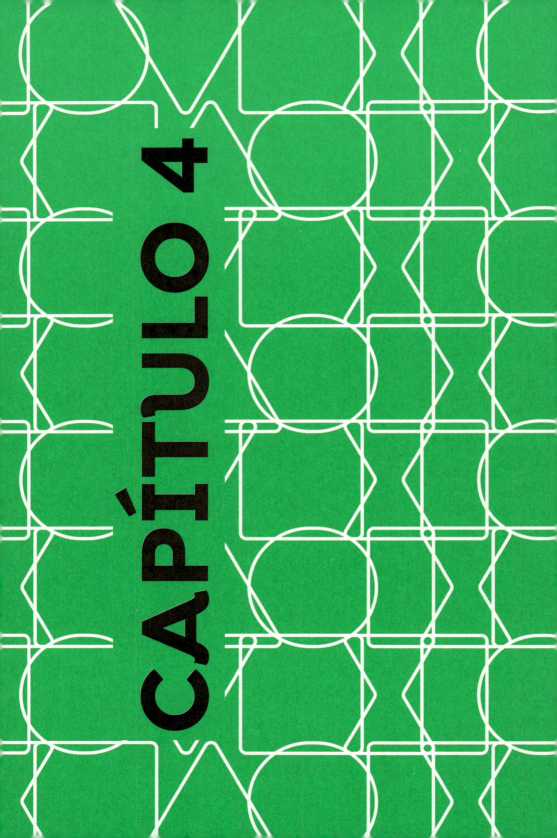

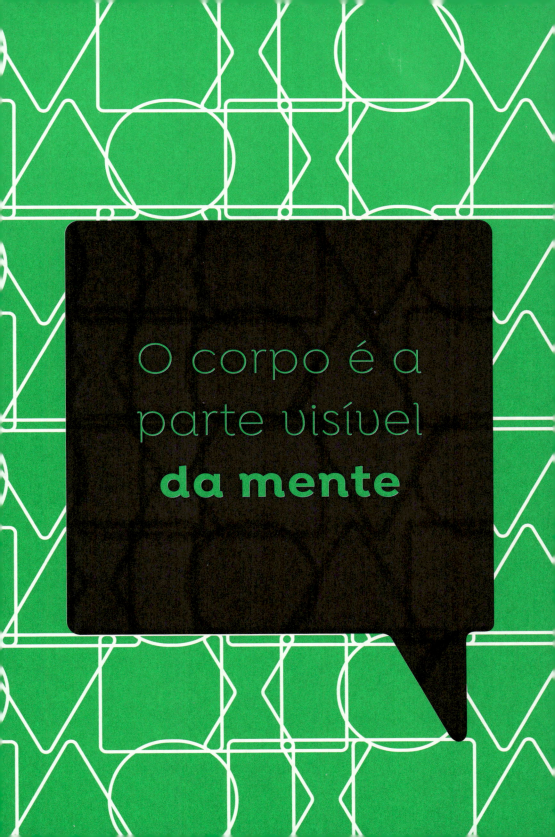

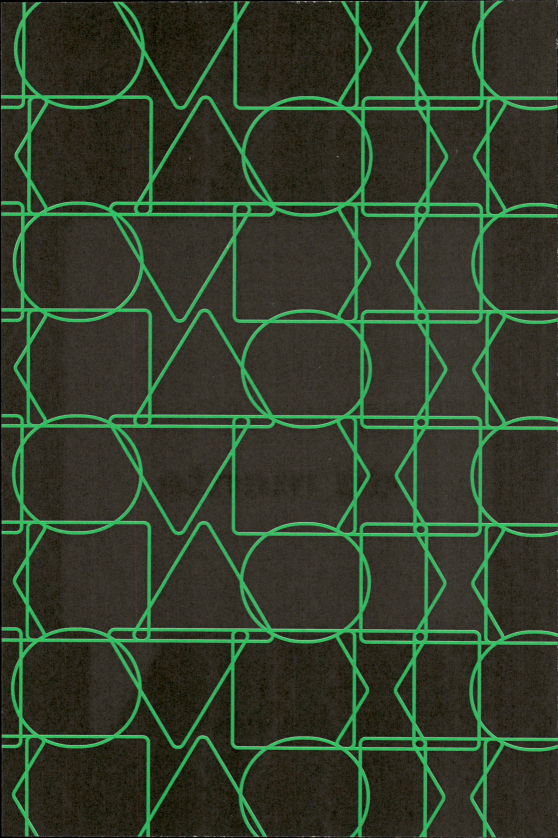

É muito fácil olhar uma pessoa acima do peso e falar de sua aparência física. Isso qualquer um faz; até quem não a conhece pode fazê-lo. Difícil é dizer como ela é. Para isso, é preciso conhecê-la a fundo, e isso talvez nem você saiba dizer a seu respeito. Como você é?

CORPO, MENTE E HISTÓRIA ANDAM JUNTOS

Costumo dizer que história são fatos registrados com percepções emocionais, e que um mesmo fato pode ser percebido emocionalmente de diferentes formas, por pessoas distintas. Isso faz sentido e parece óbvio; no entanto, o que talvez você ainda não saiba é que a forma emocional como você, e os demais seres humanos, registra os fatos vividos atualmente em sua história é definida por um elemento de sua formação física e mental chamado Traço de Caráter. Algo que molda o formato físico do nosso corpo e o padrão de funcionamento de nossa mente, que torna possível entender a história de vida de qualquer pessoa para ajudá-la a superar desafios e a resolver problemas, incluindo aqueles com a balança.

Vamos fazer uma pequena e reveladora viagem no tempo, mais precisamente para a década de 1930, para explicar como O Corpo Explica foi criado. Como projetamos o Brasil em um cenário mundial do desenvolvimento humano, tornando possível, hoje, analisar o formato do corpo de uma pessoa, explicar como a mente dela funciona e acessar sua história de vida.

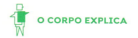 **O CORPO EXPLICA**

Além de mostrar como o formato do corpo de uma pessoa explana de que modo a mente dela funciona e revela sua história de vida, vamos aproveitar essa viagem de descobertas para apresentar a fundamentação e as referências científicas que nos levaram a desenvolver o método, assim como as ferramentas que oferecemos hoje para o mundo.

Como toda boa viagem tem um cartão-postal, essa não poderia ser diferente. A imagem reúne seis pesquisadores de três países diferentes que participaram dessa construção maravilhosa capaz de explicar quem é você, como você funciona e por que não consegue emagrecer.

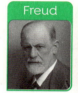 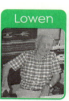 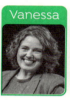

Essa imagem é muito legal e justifica bem a conexão de conhecimentos que tornou possível a construção feita aqui em O Corpo Explica. É pouco provável que você não conheça pelo menos uma das seis pessoas da foto. Uma delas é conhecida mundialmente – Sigmund Freud (1856-1939) –, e é no início de suas descobertas que nossa viagem começa. Para muitos, Freud é conhecido como o pai da psicanálise, mas, para nós, sua importância e o peso que ele tem nessa imagem vão muito além de suas compilações.

HÁ UMA MENTE AQUI DENTRO

Alguma vez você ouviu a expressão "Freud explica"? Essa frase, além de mundialmente famosa e de ter inspirado a criação do nome O Corpo Explica, também é uma amostra da importância do pensamento que Freud deixou para a humanidade. Como dito algumas linhas antes, Sigmund Freud é considerado o pai da psicanálise e criou, ao mesmo tempo, uma teoria da psique humana, uma terapia para o alívio das dores dessa psique e uma visão para a interpretação da cultura e da sociedade. Apesar de ter sofrido repetidas críticas, tentativas de refutação e desqualificações de seu trabalho, a influência de Freud permaneceu marcante até muito depois de sua morte.[7]

> O que Freud fez mudou a perspectiva de toda uma geração. O mundo seria diferente sem suas teorias, as quais, embora você possa não conhecer em detalhes, foram construídas em uma investida genial e ousada para um médico da época. E foi essa investida que mudou o curso da humanidade.

Sigmund Freud era médico e cientista natural e foi o primeiro pesquisador a alertar a medicina e, consequentemente, a sociedade científica, de modo geral, para a existência de uma mente dentro do corpo. Até aquele momento, o corpo humano era estudado sob um ponto de vista muito mais mecânico; o olhar emocional, sentimental e mental que temos hoje não existia. Freud foi o primeiro a supor e a afirmar que aquilo que os profissionais da época estavam tentando tratar não era apenas um corpo; havia uma mente dentro dele com um inconsciente – parte que guarda informação e opera fora de seu controle.

Talvez ainda hoje seja impossível tentar imaginar o quanto isso foi disruptivo, até para um médico fora da caixa como Freud, por isso digo que ele foi tão ousado quanto genial. Embora Freud tenha desenvolvido conceitos e técnicas sistematizadas e atualmente conhecidas, como a psicanálise; para mim, seu maior feito, muito maior e mais importante que as técnicas que ele desenvolveu, foi a descoberta e o alerta de que existe uma mente dentro do corpo humano.

[7] JAY, M. E. **Sigmund Freud**. Brittanica. Disponível em: https://www.britannica.com/biography/Sigmund-Freud. Acesso em: 6 abr. 2022.

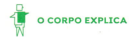

O CORPO EXPLICA

Na ocasião, Freud estava em Viena, na Áustria, no início do século XX, abrindo portas para o universo mental e emocional até então desconhecido, inexistente, ignorado e inexplorado por todos. Em uma época da medicina em que só importava o que era possível ver, ele mostrou que existia um inconsciente na cabeça das pessoas, ou seja, que havia uma mente naquele corpo. Mas Freud não o fez livre de críticas; não faltou quem lhe perguntasse: "Quem é você para falar isso?". Apesar de tudo, Freud deu seguimento à sua pesquisa e, graças ao que ele fez, o mundo começou a olhar para dentro do ser humano, para seus pensamentos, suas emoções, seus sentimentos e suas lembranças, e isso tornou viável a existência de vários outros universos de teorias, técnicas e abordagens possíveis a partir de sua principal descoberta, incluindo o universo da psicologia e o nosso, aqui, de O Corpo Explica.

Você consegue perceber que o que Freud fez foi muito maior que suas próprias teorias, técnicas e ferramentas? É por essa razão que ele merece destaque na imagem.

ESPERE AÍ, FREUD, TALVEZ NÃO SEJA BEM ASSIM...

Freud não explicou tudo, até porque, diferentemente do que muitos pensam, ele não estava "fechando uma conta sobre o ser humano". É mais apropriado dizer que estava "criando um quadro novo para que novas contas pudessem ser feitas" tanto por ele quanto por quem veio depois dele. Foi exatamente isso que sua principal descoberta proporcionou, o que nos leva ao segundo personagem dessa viagem ao universo das construções, quem nos trouxe até aqui para conversar sobre o formato do corpo, sobre a mente e as três funções do excesso de peso.

O nome desse personagem é Wilhelm Reich (1897-1957), que viveu de perto toda revolução que acontecia com os desdobramentos das descobertas iniciadas por Freud, em especial por também ser médico, cientista natural e austríaco.

Reich foi, por algum tempo, importante colaborador de Freud, o que o levou a se tornar vice-presidente da clínica psicanalítica de Viena, na década de 1930, onde as técnicas de psicanálise eram desenvolvidas e aperfeiçoadas.[8]

Pensar diferente de Freud foi o que, posteriormente, causou o rompimento entre os dois pesquisadores, mas, no início, foi por discordar de Freud que Reich acabou desenvolvendo um olhar diferente sobre o ser humano, que o levou a novas descobertas além das iniciadas por Freud.

Para nós, Reich é uma figura extremamente importante dessa construção, por ter aberto novo caminho além do raciocínio e da descoberta inicial de Freud, explicando, de modo simplificado, que Freud estava meio certo ao afirmar que "havia uma mente dentro do corpo humano". A construção que Reich vinha fazendo o levou a descobrir que, na realidade, não havia uma mente dentro do corpo, mas que as duas coisas eram uma só: o corpo como parte visível da mente. Com isso, o formato (padrão de funcionamento) dessa mente poderia ser visto no formato do corpo da pessoa, o qual não foi desenvolvido nem moldado apenas baseado em informações genéticas.

O que Freud fez, repito, foi genial e ousado, mas a descoberta de Reich foi, sem sombra de dúvida, uma sacada sensacional e fundamental para estarmos aqui hoje. Em grau de importância para nossa construção, podemos afirmar que a descoberta de Reich foi tão relevante quanto a de Freud. Se tirássemos Freud e o que ele representa dessa imagem, toda linha do tempo se perderia; se tirássemos Reich, o mesmo aconteceria.

Reforçando: que Reich fez uma descoberta tão importante quanto a de Freud, não temos dúvida, mas talvez, lendo essa história, você esteja se perguntando: como ele fez isso?

Quando as técnicas psicanalíticas começaram a ser aplicadas nos pacientes, algumas pessoas obtinham mais resultados que outras. Até por isso Freud escreveu muito sobre o que chamou de "resistência à terapia". Nessa ocasião, Reich, também psicanalista e membro do grupo de pesquisadores que contribuíam para a evolução das técnicas e das abordagens terapêuticas da psicanálise,

---

[8] ELKIND, D. Wilhelm Reich – the psychoanalyst as revolutionary. **The New York Times**. 18 abr. 1971. Disponível em: https://www.nytimes.com/1971/04/18/archives/wilhelm-reich-the-psychoanalyst-as-revolutionary-wilhelm-reich.html. Acesso em: 6 abr. 2022.

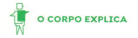
O CORPO EXPLICA

passou a analisar pacientes que apresentavam "resistência à terapia", em geral encaminhados por Freud.

NOVOS DESAFIOS, NOVOS CAMINHOS

Como lidava com casos críticos, Reich percebeu que os recursos propostos pela psicanálise de Freud, naquele momento, eram insuficientes; assim decidiu extrapolar e tentar novos caminhos em seus atendimentos. Esse foi, com certeza, o início do rompimento entre os dois, mas a tentativa de encontrar uma maneira de fazer os pacientes responderem positivamente ao tratamento trouxe um novo olhar para Reich, em sentido literal. Ele começou a observar nos pacientes muito mais que apenas o que estavam dizendo; observava, também, como diziam e de que modo se comportavam. A observação do gestual e da postura dos pacientes logo o levou a atentar-se à aparência física destes e, consequentemente, à relação entre o formato do corpo e os problemas e as dificuldades enfrentados, assim como às semelhanças na forma como apresentavam "resistência à terapia", sobretudo quando o corpo tinha formato parecido.

Conscientemente ou não, Reich estava abrindo as portas para um novo horizonte que o separaria de Freud, mas que levaria a uma evolução necessária. E, quando se fala em evolução, não há evolução sem quebra de padrão, sem confronto. E Reich o fez com muita maestria, coragem e polêmica. Talvez, inclusive, esse seja um dos motivos pelos quais seu nome não é tão conhecido nem entre os profissionais do desenvolvimento humano.

Se Freud fez a ciência, a medicina e a sociedade olharem para dentro do ser humano, para dentro do corpo de um jeito diferente, Reich fez o mesmo; só que não para olhar para dentro do corpo à procura de uma mente, mas, sim, para compreender essa mente. E o fez usando todo o conhecimento que tinha da própria psicanálise, associado ao conhecimento médico que acumulara, combinando tudo com os desafios que enfrentara na clínica psicanalítica de Viena.

Ao tentar uma nova abordagem, com uma nova forma de pensar e de ver o ser humano, Reich passou a ter respostas positivas de pacientes que não respondiam bem às investidas da abordagem psicanalítica da época. Foi então que iniciou o que chamou de "Estudo e Análise do Caráter".

UM NOVO CAMINHO POUCO EXPLORADO

Os estudos, as descobertas, as contribuições e o legado de Reich teriam morrido com ele, não fosse pela terceira pessoa da imagem da nossa viagem pelo tempo das descobertas da mente humana. O que nos leva da Áustria para o outro lado do Atlântico, direto para os Estados Unidos.

O nome do personagem é Alexander Lowen (1910-2008),[9] psicanalista estadunidense que, por ter bebido tanto da fonte de Freud, com sua formação em psicanálise, quanto da de Reich, por ter sido seu aluno, iniciou, entre o fim da década de 1940 e o início da década de 1950, a construção da própria abordagem terapêutica.

Ao reunir o que aprendeu com a psicanálise de Freud com o que aprendeu sobre traços de caracteres com Reich, Lowen criou a psicoterapia corporal, conhecida como análise da bioenergética. Ele evoluiu esse conhecimento para a noção de que a mente e o formato do corpo têm relação direta. Seu trabalho deu vida à descoberta científica feita e sistematizada por Reich, organizando, com mais clareza, os traços de caracteres.

Então quer dizer que O Corpo Explica é baseado na bioenergética, desenvolvida por Alexander Lowen, psicanalista que veio logo após Reich? Não!

Lowen fez duas grandes contribuições para esse universo de conhecimento que estamos construindo: sistematizou melhor os traços de caracteres e criou uma abordagem com foco em investidas físicas, principalmente massagens e exercícios, para que, por meio do trabalho no corpo, fosse possível acessar o funcionamento da mente de um indivíduo e intervir nela, a fim de auxiliá-lo perante os desafios que estivesse enfrentando.

As técnicas desenvolvidas por Lowen com base na sistematização focam o corpo como modo de alcançar a mente. As técnicas

---

[9] ALEXANDER Lowen, M.D. (1910-2008). **The Alexander Lowen Foundation**. Disponível em: https://www.lowenfoundation.org/about-alexander-lowen. Acesso em: 6 abr. 2022.

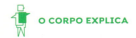

O CORPO EXPLICA

desenvolvidas por nós em O Corpo Explica utilizam o corpo apenas para compreender como a mente de uma pessoa funciona e para analisar a que distância ela está do funcionamento ideal, para a combinação de quanto ela tem de cada traço de caráter. Usamos essas informações para investir diretamente na mente, conversando, sem precisar tocar o corpo.

Não utilizamos as "investidas corporais" das técnicas desenvolvidas por Lowen para construir nosso método, nossas ferramentas e nossa abordagem. O que utilizamos de suas contribuições foi a parte da sistematização e da organização dos traços de caracteres, que você conhecerá em breve.

==Neste momento, é importante ressaltar, inclusive para os terapeutas reichianos e para os psicoterapeutas corporais dos mais variados segmentos, em especial àqueles que atuam usando as técnicas de bioenergética de Lowen, que nosso método não tem a menor intenção de destruir, diminuir nem desqualificar, de forma nenhuma, essas teorias. Em 2017, quando começamos a construir tudo isso, entendemos que nosso trabalho seguiria por um caminho diferente.==

O BRASIL ENTROU EM CAMPO SEM BOLA NO PÉ

Foi com o objetivo de dar vida a esse conhecimento esquecido, ou desconhecido, que utilizamos parte dele para criar O Corpo Explica e uma metodologia de análise corporal com ferramentas próprias, além de uma abordagem completa capaz de usar o formato do corpo para explicar às pessoas como ter uma vida melhor, livrar-se dos problemas – incluindo o excesso de peso – e realizar seus sonhos.

Talvez este livro não consiga expressar o orgulho que temos não só de estar ao lado dessas três figuras (Freud, Reich e Lowen), mas, muito mais que isso, de colocar a bandeira do Brasil no cenário de contribuição científica para o desenvolvimento humano.

O fato de você estar lendo este exemplar prova que conseguimos dar vida a esse conhecimento e que estamos fazendo mais pessoas explorarem esse caminho. Agora, meu desafio é fazer com que o corpo explique o que você e várias pessoas no Brasil e no mundo tentaram entender sobre o excesso de peso, mas não conseguiram ainda, para que muito mais pessoas descubram que há muita gente acima do peso em busca de proteção, destaque e/ou força.

A CONTRIBUIÇÃO JUSTIFICA O ESPAÇO NA FOTO?

Antes de apresentar a você os cinco traços de caracteres e mostrar de que modo eles se desenvolveram, moldando o formato físico do seu corpo de acordo com suas experiências de vida durante a primeira infância, preciso dizer qual foi a contribuição de O Corpo Explica nesse universo de conhecimento. Assim justificaremos a presença da nossa imagem ao lado de personalidades tão importantes para o desenvolvimento humano; do contrário, ficará parecendo que coloquei nossa foto ali só porque o livro é meu.

Então, vamos descobrir se merecemos ou não um lugar no retrato do conhecimento humano.

Freud alertou a medicina na Áustria para a existência de algo além do corpo motor, chamando a atenção para o universo mental, emocional e sentimental do ser humano, tornando possíveis construções como as realizadas por Reich.

Reich constatou, ainda na Áustria, a existência de uma mente, mas foi além: percebeu, por causa dos caracteres, que não se tratava de uma mente dentro de um corpo, mas de um corpo como parte visível de uma mente, o que possibilitou construções como as realizadas por Lowen, posteriormente, nos Estados Unidos.

Lowen sistematizou e organizou o conhecimento dos traços de caracteres, o que, de certa forma, deu vida ao conhecimento abandonado de Reich, tornando possíveis construções como as que O Corpo Explica viria a fazer no Brasil.

O Corpo Explica fez três grandes contribuições:

1. Explicou às pessoas, em linguagem acessível, que o corpo é um mapa para entender a história e o funcionamento da mente de cada um, de modo que pudessem compreender por que alguns indivíduos conseguem emagrecer, enquanto outros vivem uma batalha eterna com a balança. Fez as pessoas se

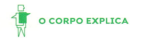

interessarem mais pelo assunto, possibilitando acesso a ele por meio de livro ou por um *post* nas redes sociais;
2. Criou uma ferramenta para medir quanto de cada traço de caráter uma pessoa tem. Até então, isso nunca tinha sido feito no mundo, nem por Reich nem por Lowen;
3. Desenvolveu uma ferramenta para controlar cada um dos cinco traços existentes na mente e no corpo de um indivíduo, para que ele possa extrair o melhor de cada traço (e de todos eles juntos), em vez de ser prejudicado pelas formas distintas de funcionamento deles.

Essas três contribuições conectam O Corpo Explica com esse universo de conhecimento, projetando o Brasil no cenário mundial do desenvolvimento humano. Nosso país, tradicionalmente, até então, não teve participação importante nesse campo, e O Corpo Explica também abre caminho para novas construções que serão feitas a partir da visibilidade e da relevância dadas ao conhecimento dos traços de caracteres de Reich e Lowen. E, por certo, outras construções serão feitas com base na possibilidade de medir e controlar os traços de caracteres do ser humano apenas observando o formato físico do corpo, com as ferramentas que desenvolvemos e as quais você conhecerá neste livro.

NOVAS DESCOBERTAS CRIAM NOVOS CAMINHOS

Você tem ideia de quantos problemas sem solução poderão ser resolvidos e de quantas perguntas sem respostas poderão ser respondidas por causa dessas três contribuições feitas ao universo científico?

Quantas pessoas você conhece que sempre se perguntaram por que não conseguem emagrecer e agora terão as respostas? Provavelmente você seja uma delas.

Consegue imaginar quantas técnicas e metodologias, incluindo as de emagrecimento, poderão ser atualizadas, transformadas? E quantas outras surgirão quando profissionais e áreas do conhecimento souberem que há cinco traços de caracteres que moldam a mente e o corpo; que é possível medir e controlar esses traços; e que essas informações podem personalizar atendimentos, prescrições e direcionamentos para aumentar e até, quem sabe, garantir a eficácia das abordagens propostas?

É provável que você deseje que seu nutricionista, seu personal ou seu professor de faculdade soubessem antes tudo o que você vai descobrir nas próximas páginas, ou que, de repente, um amigo tivesse lhe explicado isso em vez de fazer uma piada de mau gosto com o tamanho da sua barriga ou do seu prato. Em breve eles saberão, é nisso em que acredito, e é para levar esse conhecimento adiante que trabalhamos. Foi nisso que pensei no dia 13 de outubro de 2017, quando idealizei O Corpo Explica e convidei outras duas figuras para compor esse retrato do desenvolvimento humano.

O trio brasileiro que fundou O Corpo Explica e se dedicou a desenvolver esse conhecimento, criando ferramentas para medir e controlar os traços de caracteres, era composto, a princípio, pelo fisioterapeuta Guilherme Geest, pela doutora em psicologia Vanessa Cesnik e por mim, que, na época, tinha uma escola de comunicação humanizada para empreendedores, onde nós três nos encontramos, e os dois se tornaram meus alunos.

Este é o resumo visual da linha de evolução desse conhecimento, que fará você entender a função do excesso de peso em sua vida e lhe mostrará como não precisar mais dele para sobreviver:

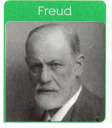
Freud
ALERTOU
a humanidade para a existência de uma mente dentro do corpo.

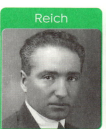
Reich
CONSTATOU
que a mente e o corpo são uma coisa só, moldada por traços de caracteres.

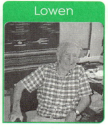
Lowen
SISTEMATIZOU E ORGANIZOU
os traços de caracteres.

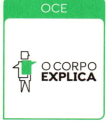
OCE
MEDIU E CONTROLOU
os traços de caracteres, criando ferramentas de análise corporal.

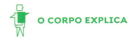 **O CORPO EXPLICA**

Costumo dizer que minha maior habilidade é explicar as coisas e criar métodos, e essa foi minha maior contribuição para esse conhecimento, após ter idealizado O Corpo Explica. Quando me perguntam como desenvolvi essa habilidade, sempre respondo: "No útero desconfortável em que fui gerado". Se minha gestação não tivesse sido tão complicada, eu não seria tão esquizoide (um dos cinco traços de caracteres); não teria facilidade de fazer o que faço e, provavelmente, O Corpo Explica não existiria. E você não estaria lendo este livro e, é bem possível, não descobriria que a função do excesso de peso é trazer proteção, destaque e/ou força para que as pessoas tenham condições de sobreviver em determinados ambientes e em relações das quais não conseguiram sair ou as quais não puderam mudar.

Cristian

 O relato do Cristian tem um elemento que é comum entre as pessoas que estão lutando contra o excesso de peso. Quando descobriu O Corpo Explica, ele estava com início de depressão, tomando fluoxetina e conta que, na época, fazia dietas torturantes para emagrecer, tomava diversos tipos de chás diferentes e nada adiantava. Ele sofria por conta do triste, porém comum, efeito sanfona. Seu peso sempre variava entre 98 e 108 quilos. Por causa disso, sua autoestima era muito baixa e ele não tinha nenhuma autoconfiança. Essa frustração refletia em seu desempenho profissional, pois vivia desencorajado e indisposto. Para piorar, tudo isso também estava acabando com o seu relacionamento. Depois que descobriu O Corpo Explica, Cristian conseguiu eliminar 24 quilos, chegando a um peso que conseguiu manter, e teve coragem de se casar no papel e de fazer a tão sonhada transição de carreira. Ele se apaixonou tanto pelo resultado que teve com esse conhecimento que hoje atua como analista corporal.

Chegou a hora de descobrir como o formato do corpo de uma pessoa explica como a mente dela funciona e de que modo isso revela sua história de vida e a verdade por trás dos problemas que ela está enfrentando, incluindo o excesso de peso.

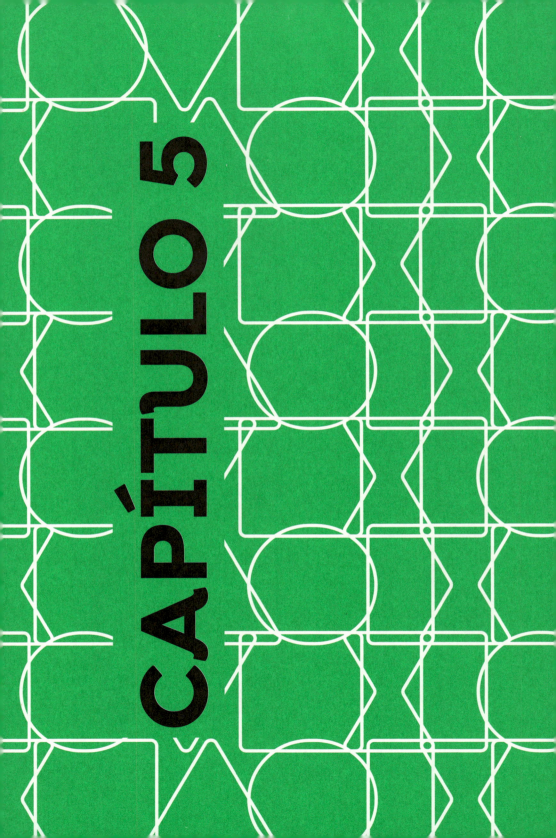

CAPÍTULO 5

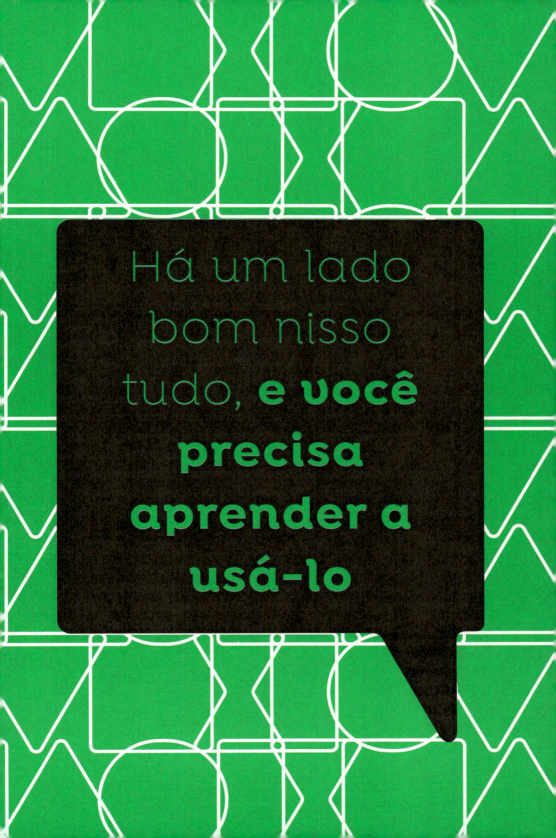

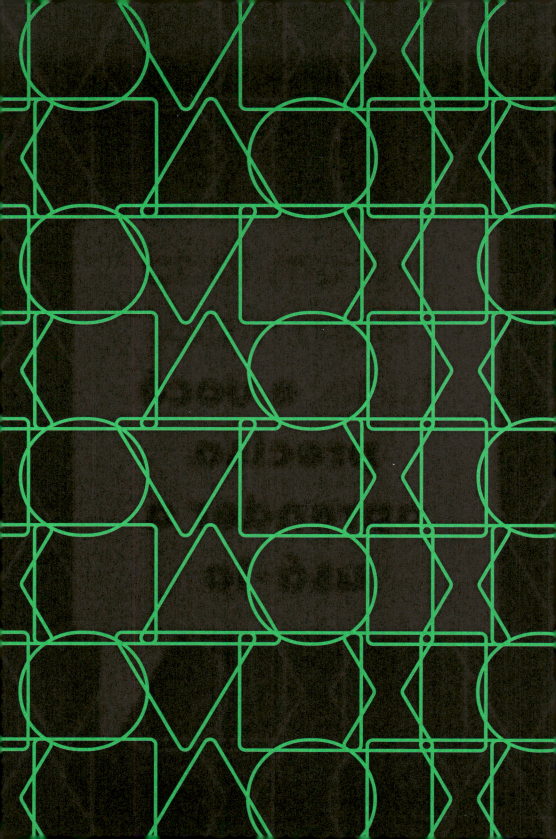

Contei a você que a minha habilidade de explicar as coisas e de criar métodos – que me levou a fazer uma construção tão grandiosa a ponto de me colocar em um quadro ao lado de pessoas tão importantes – veio de um momento de dificuldade e de dor, porque agora vamos entrar na explicação de como seu corpo e sua mente ganharam o formato e o padrão de funcionamento atuais e fizeram você buscar no excesso de peso um aliado para sua sobrevivência.

As dores que moldaram seu corpo e sua mente também desenvolveram recursos físicos e mentais muito poderosos. Infelizmente, por não conhecerem esses recursos, as pessoas acabam não os utilizando e se mantêm ressentindo essas dores de modo emocional. Em muitos casos, as dores só desaparecem quando essas pessoas estão acima do peso e, por mais que isso doa e por incrível que pareça, emagrecer é pior.

Como eu já disse, é fácil olhar uma pessoa acima do peso e falar sobre sua aparência física; difícil é compreendê-la e respeitá-la como ela é. Quem está com sobrepeso não chegou a esse ponto apenas porque come demais, porque não controla a própria boca. Se você pensa assim e, pior, verbaliza isso a outras pessoas, espero que reveja sua postura com o que vai aprender agora. Se você costuma ouvir isso, também espero que deixe de se sentir afetado pelas palavras a partir do que vai aprender aqui.

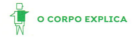 **O CORPO EXPLICA**

VAMOS COMEÇAR A LIGAR OS PONTOS?

Como falei antes, gosto de explicar as coisas com tópicos, pontos e estruturas fáceis de entender, lembrar e aplicar, por isso quero que você preste atenção aos quatro tópicos a seguir, que são os macropontos que vamos conectar neste livro:

1. Como você está;
2. Como você é;
3. Por que ficou assim;
4. Como resolver isso.

Iniciamos este livro falando sobre como você está. Em seguida, eu o trouxe para um universo de conhecimento para lhe explicar como você é. Falamos de onde vem esse conhecimento e o que fizemos com ele. Agora, chegou o momento de apresentar esse conhecimento, para, então, explicar por que você ficou assim e lhe mostrar o que pode ser feito para resolver isso sem precisar mais do excesso de peso para sobreviver nos ambientes que você frequenta e nas relações que mantém hoje. Chegou a hora de mostrar como é possível olhar o corpo de uma pessoa e compreender como a mente dela funciona.

TUDO COMEÇA NA MIELINIZAÇÃO

Quando digo que há cinco traços de caráter que moldam o padrão de funcionamento da mente, e que estes podem ser identificados em várias partes do corpo, tudo começa pela mielinização do sistema nervoso de todos os seres humanos. A mielinização é o elemento-chave dessa afirmação e faz parte do processo de desenvolvimento motor, sensorial, emocional e sentimental de cada indivíduo. Esse processo de formação do sistema nervoso, que vai controlar tanto a mente quanto o corpo, começa na barriga da mãe, enquanto a criança está sendo gestada.

Há milhões de neurônios espalhados pelo nosso corpo, os quais se conectam entre si, formando uma grande rede neural que o cérebro vai usar para sentir e controlar cada pequena parte do corpo, enviando e recebendo constantemente impulsos elétricos a partir das sinapses criadas.

Gosto muito de comparar a formação dessa rede neural com as instalações elétricas de uma casa, repletas de fios que conectam vários dispositivos diferentes a uma central que controla tudo por meio de impulsos elétricos. Nossos neurônios funcionam de modo semelhante a esses fios, porém não conectam lâmpadas e aparelhos eletrônicos; controlam células que formam e controlam músculos, tecidos e órgãos. E agora vem a parte mais interessante: você consegue imaginar uma casa pronta, com tomadas, luminárias e interruptores no lugar, com um monte de fios desencapados conectando tudo? Pois é, sua rede neural se desenvolveu assim: fios desencapados conectando todos os membros, órgãos e cada pequena parte do seu corpo.

Em um cenário como esse, em que a casa está pronta, mas a rede elétrica está totalmente conectada por fios desencapados, o que você faria antes de ligar a primeira lâmpada ou de colocar sua geladeira para funcionar? É provável que sua resposta seja "encapar os fios". E é exatamente isso que acontece com a mielinização do sistema nervoso: os fios (neurônios) são encapados (mielinizados) depois que a casa (o corpo) já está com a rede elétrica (rede neural) pronta.

Vamos comparar um neurônio com um pedaço de fio para você entender como a mielinização "encapa" os neurônios que se conectam para moldar e controlar o corpo.

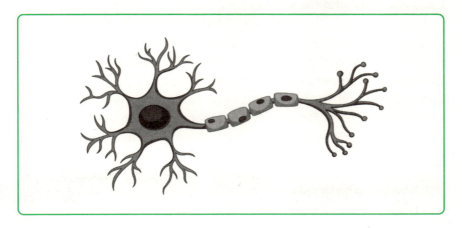

O CORPO EXPLICA

A mielina é uma camada lipoproteica que envolve e protege a condução nervosa dos axônios dos neurônios, deixando essa condução mais eficaz. Em um neurônio não mielinizado, a transmissão de informação é mais lenta,[10] e o cérebro vai evitar os caminhos que passam por ele. Voltando ao exemplo da casa, você ficaria com medo de ligar o interruptor e enviar impulsos elétricos na rede da residência, com os fios desencapados, por questão de segurança e eficiência. É exatamente isso que o cérebro faz.

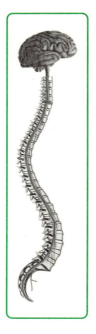

A imagem ao lado mostra a estrutura básica e inicial do nosso sistema nervoso, com o cérebro no topo, onde a mielinização começa, e o feixe nervoso da medula espinhal, que desce por toda a coluna vertebral.

Quando o bebê nasce, essa estrutura já está pronta, porém quase um quarto da rede neural não está mielinizada, ou seja, os fios ainda não estão encapados, e é justamente esse processo de mielinização que forma os traços de caracteres e molda tanto o padrão de funcionamento da mente quanto o formato do corpo. O processo de mielinização vai acontecer de cima para baixo, em um processo de cinco etapas, começando pelo cérebro, descendo progressivamente pela medula espinhal e ramificando-se por essas camadas ou partes do corpo. E é aí que a mágica acontece, e a mielinização começa a dar forma ao corpo desenvolvido por material genético.

Entender a importância e o impacto da mielinização no desenvolvimento do formato físico do seu corpo é fundamental para que você compreenda o padrão de funcionamento da sua mente, que faz com que você busque o excesso de peso para lhe dar proteção, destaque ou força. E, antes de apresentar e explicar os cinco traços de caracteres e lhe mostrar como medir quanto de cada

---

[10] DESENVOLVIMENTO cerebral na primeira infância, saúde e bem estar. **Instituto Pensi**, 1 mar. 2017. Disponível em: https://institutopensi.org.br/blog-saude-infantil/desenvolvimento-cerebral-na-primeira-infancia-saude-e-bem-estar/#:~:text=Mieliniza%C3%A7%C3%A3o,a%20mais%20r%C3%A1pida%20e%20eficaz. Acesso em: 7 abr. 2022.

um deles você tem atualmente no corpo e na mente, é importante que você entenda como o processo de mielinização molda o corpo humano. Para facilitar o entendimento, vamos incluir duas palavras essenciais nessa estrutura de explicação: sensibilidade e controle.

"ENCAPANDO OS FIOS", PROGRAMANDO A MENTE E MOLDANDO O CORPO

Nascemos com os neurônios desencapados, e a camada de gordura da mielina vai os encapando, ampliando a rede neural, criando novas sinapses, levando sensibilidade e controle a cada parte do corpo, de cima para baixo, de acordo com o avanço do processo de mielinização.

> Você já deve ter reparado que quando o bebê nasce, ele não consegue nem segurar a cabeça; ele é todo molinho. A cabeça, o pescoço e o tronco estão presentes, mas, como a mielinização ainda não começou a descer do cérebro para a medula, o bebê não tem sensibilidade suficiente para perceber aquelas partes do corpo nem o controle necessário para dominar os músculos do movimento.

À medida que a mielinização avança, descendo pela medula espinhal, o bebê começa a sentir e a controlar cada vez mais o pescocinho, as mãozinhas, o tronco, para conseguir se sentar, e depois passa a controlar as pernas, para conseguir andar. Você percebe que a sensibilidade e o controle vão se desenvolvendo de cima para baixo? Isso acontece porque, conforme a mielinização avança, as ramificações de neurônios ganham mais força, mais intensidade, e o bebê adquire a possibilidade de ter mais controle e mais intensidade das sensações das regiões em que as ramificações nervosas estão estabelecidas e maduras.

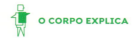
O CORPO EXPLICA

E há um detalhe importante: a mielinização acontece de forma automática, ou seja, faz parte do desenvolvimento natural do corpo humano, mas não ocorre de modo independente; ela sofre interferências externas e, dependendo da percepção mental – que também está se desenvolvendo – registrada inconscientemente pela pessoa, isso vai definir em quais partes do corpo a mielinização será realizada com mais intensidade, gerando mais caminhos neurais; ou com menos intensidade, criando menos caminhos neurais.

Agora vamos retomar as duas palavrinhas que falei anteriormente: sensibilidade e controle. Quanto maior for a intensidade da mielinização em determinada parte do corpo, maiores serão a sensibilidade e o controle que a pessoa terá naquela região. Quanto menor for a rede, menores serão a sensibilidade e o controle. Isso quer dizer que a região que teve mielinização mais intensa possui uma rede neural com muitos neurônios "encapados", que contam com um número muito maior de sinapses, que podem ser usadas com mais intensidade, facilidade e segurança. **Mas aí surge a pergunta:** quem define qual parte do corpo vai mielinizar com mais ou menos intensidade? A parte invisível do corpo à qual chamamos de mente, que também está se moldando durante a parte do processo de mielinização na primeira infância.

VOCÊ É CRIADO PELA GENÉTICA; E MOLDADO PELA MIELINIZAÇÃO

Com base nas descobertas de Reich e nas sistematizações de Lowen, podemos dividir o processo de mielinização na primeira infância em cinco etapas: gestação, amamentação, interação com o mundo além da mãe, desfralde e surgimento da sexualidade. O material genético formou um corpo composto de células, tecidos, músculos e órgãos, o qual, em seguida, foi moldado com características físicas influenciadas pelas histórias vivenciadas no início da vida.

Corpo, mente e história estão interligados. Foi observando isso e mergulhando no processo de mielinização que criamos um método de analisar o corpo de uma pessoa e:

Há um lado bom nisso tudo, e você precisa aprender a usá-lo

1. Medir e compreender que porcentagem de cada um dos cinco traços de caráter uma pessoa tem no corpo;
2. Combinar o percentual de cada traço para descobrir qual é o padrão de funcionamento da mente dela;
3. Entender como a história de vida dela se desenvolveu.

Com essas três análises, fica muito mais fácil encarar qualquer desafio atual, incluindo o excesso de peso, sabendo que o modo como pensamos, sentimos e agimos foi programado em nossa mente com base nas histórias de nossa primeira infância, que foram registradas em nosso corpo em cada um dos cinco traços de caracteres que definem quem somos e como nos relacionamos com o mundo.

Neste momento, é bem provável que você esteja se perguntando: "Será que algo que aconteceu há tanto tempo, do qual nem me lembro, pode ter tido um impacto tão forte na minha vida?". A verdade é que esse algo impactou e impacta até hoje. A forma como você percebeu tudo o que estava acontecendo em sua vida enquanto seu sistema nervoso estava sendo mielinizado desenvolveu os cinco traços de caracteres que moldaram tanto seu modo de pensar, sentir e agir quanto o formato do seu corpo, mesmo você não se lembrando de tudo o que aconteceu.

Você não se lembrar não quer dizer que não aconteceu ou que não foi relevante e impactante. Inclusive, há um motivo físico e biológico para você não se lembrar desses acontecimentos que vou explicar agora. Depois, vou lhe apresentar os cinco traços de caracteres que moldaram seu corpo e o fazem funcionar do jeito que você é hoje.

Yamilka

Em depoimento no Facebook, Yamilka, que é psicóloga de formação, nos contou que é cubana e chegou ao Brasil em 2020, bem no começo da pandemia de covid-19. A expectativa era estudar, conhecer outra cultura, viver novas

73

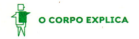

experiências, mas ela se viu trancada na residência estudantil sem conhecer ninguém e sem falar português. Na época, ela chegou a ficar 18 quilos acima do peso. Depois de um workshop on-line gratuito, ela se inscreveu para a formação em analista corporal e viu a sua vida se transformar completamente.

Ao longo da formação, entender os traços de caracteres mostrou que ela tinha uma porcentagem alta de traços de masoquista e oral que viviam na dor, e que eram os responsáveis pelo ganho de peso. Era a hora de fazer mudanças no ambiente que era agressivo para os seus traços pararem de sofrer. Entender os traços trouxe para ela a compreensão dos últimos vinte anos da sua vida e, desde que começou a operar mudanças, perdeu 12 quilos sem academia. Segundo a própria Yamilka descreve: ela adaptou o ambiente e os traços fizeram o resto, porque já estavam no recurso. Ela buscou uma dieta que não deixasse seu oral passar fome, e exercícios que liberassem a tensão acumulada dos traços masoquistas: yoga e caminhada. Ela relata que a maior mudança que O Corpo Explica operou na vida dela foi trazer coerência, consciência e controle, e com essa clareza, perder peso ficou fácil.

A mielinização faz parte do processo de desenvolvimento motor, sensorial, emocional e sentimental de cada indivíduo.

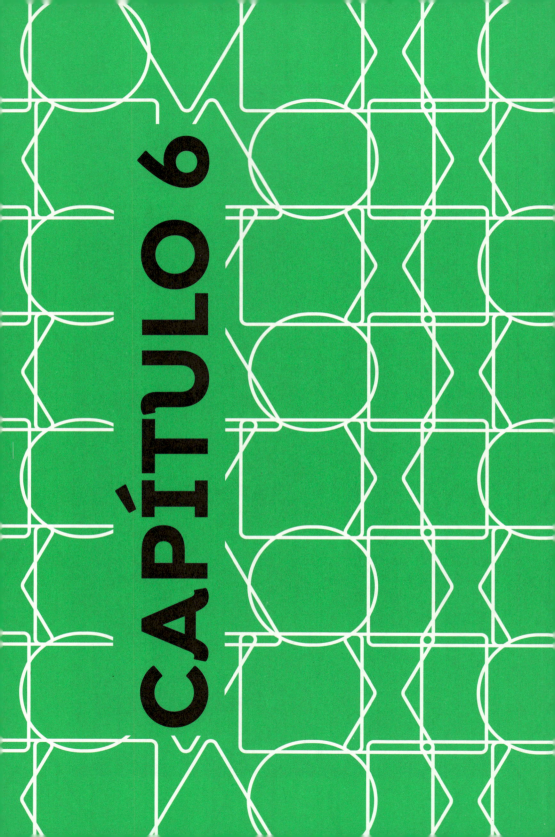

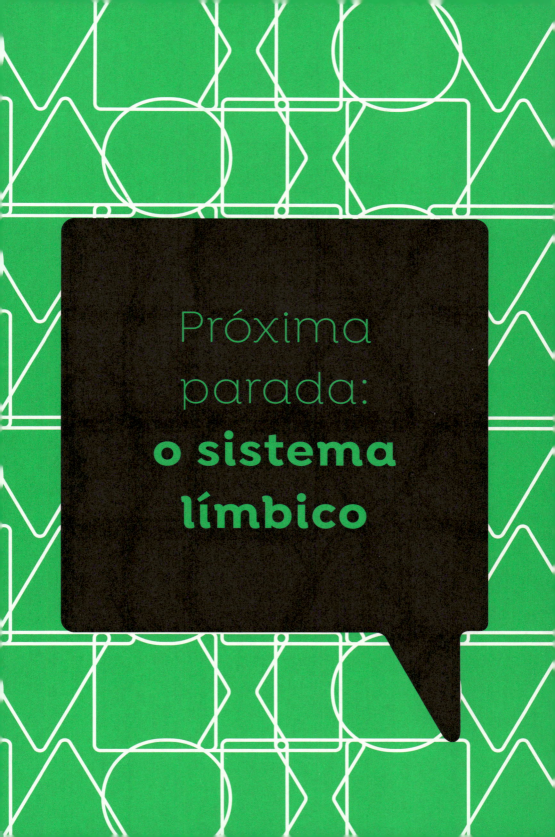

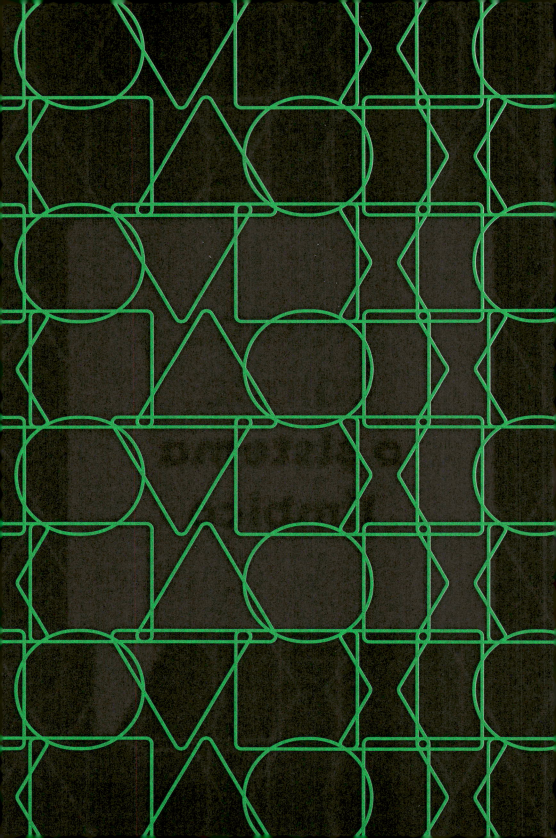

Usamos o formato do corpo para compreender o formato da mente e acessar a história de vida das pessoas, que é onde tudo acontece. Mas, afinal, o que é uma história? Você já parou para pensar nisso? Talvez você pense que são fatos que uma pessoa conta para outras, mas vai um pouco mais além, em especial quando se trata das histórias da nossa vida. Para nós, histórias são fatos registrados e repassados com percepções emocionais.

Quando as coisas acontecem em sua vida, esses fatos são registrados com percepções emocionais, e seu corpo reage de acordo com a programação (forma física e biológica) organizada (mielinizada) fisicamente. Toda ramificação neurológica esparramada pelo seu corpo está ligada a uma espécie de dispositivo emocional, que vai controlar seu corpo e seus sentimentos, ou melhor, vai controlar seu corpo com base na programação emocional, para tentar sobreviver nos ambientes em que você estiver.

É aqui que você precisa conhecer um pouco sobre o sistema límbico, também conhecido como cérebro emocional. Não vou me aprofundar para que a explicação não fique técnica ou densa demais, então vamos com o que você precisa saber no momento:[11]

1. **Emoções:** como o sistema nervoso físico e biológico mielinizado pelo corpo interage com o lado emocional e sentimental;

---

[11] Para saber um pouco mais sobre o sistema límbico, veja: https://meuartigo.brasilescola.uol.com.br/atualidades/resenha-neurobiologia-das-emocoes.htm Acesso em: 26 abr. 2022.

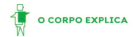

O CORPO EXPLICA

2. **Memórias:** por que você não se lembra de parte do que aconteceu e como isso interfere em quem você é hoje.

Observe uma ilustração do sistema límbico do cérebro humano.[12]

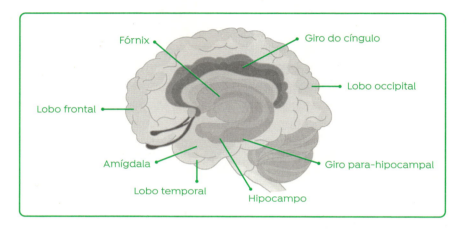

O sistema límbico é formado por vários subsistemas diferentes, cada um deles com função específica. Para o que você precisa entender agora, é importante observar dois deles:

1. **Amígdala cerebral:** responsável pelas emoções e sensações básicas. É ela que guarda registros primitivos que geram sensações no corpo quando algo ruim que nos aconteceu antes está prestes a se repetir, como sinal de alerta. Esse sinal de alerta (inconsciente) gera uma sensação que desencadeia uma ação, por exemplo, acelerar os batimentos cardíacos, a respiração ou a fuga (correr). O sinal é cerebral (emocional), mas as reações são físicas (corporal), e o sistema nervoso está conectando e controlando tudo isso.

2. **Hipocampo:** responsável por pegar informações de vários outros sistemas e criar um arquivo unificado em forma de memória. Quando você se lembra de um momento impactante de sua vida, essa lembrança é o acesso a uma memória (registro)

---

[12] NISHIDA, S. M. **Neurobiologia das emoções:** sistema límbico. Disponível em: https://www1.ibb.unesp.br/Home/Departamentos/Fisiologia/Neuro/aula27.sistema_limbico_silvia.pdf. Acesso em: 7 abr. 2022.

Próxima parada: o sistema límbico

que une várias informações. A memória de um dia feliz tem cor, cheiro, som, temperatura. Cada informação vem de um microssistema diferente, e o hipocampo funciona como mestre de cerimônias, organizando as informações separadas em um arquivo único de memória.

São vários campos anatômicos que conversam entre si, formando nosso cérebro emocional. E cada campo tem função específica, por exemplo, armazenar as emoções ou memórias, controlar o sono ou a fome. Há vários controles que acontecem no sistema límbico. É nele que conectamos nossas histórias com nosso padrão de funcionamento, nosso jeito de pensar, sentir e agir baseado na configuração física e biológica – a mielinização – final de cada um de nós. Seu padrão de funcionamento depende de como "os fios se encaparam" em seu sistema nervoso e de como este se conecta com as sensações registradas na amígdala e com as memórias armazenadas no hipocampo. Essas três pecinhas juntas se conectam com todos os outros sistemas do seu corpo e definem como você pensa, sente e age. **E adianto que muitos problemas em sua vida, incluindo o excesso de peso, vêm do fato de você desconhecer, ignorar ou desrespeitar esse padrão de funcionamento; por achar, ou permitir que achem, que esse padrão – seu jeito de pensar, sentir e agir – é um defeito.**

O DETALHE POR TRÁS DA MÁGICA

Quando as pessoas conhecem O Corpo Explica, antes de acreditarem no método, ficam desconfiadas justamente por não se lembrarem de parte dos fatos tão impactantes que contribuíram para a formação do seu jeito de pensar, sentir e agir e para o formato do seu corpo. Então vamos entender por que não nos lembramos de acontecimentos que interferiram em nossa forma de ser e estão arquivados dentro de nós. Você se lembra de quando falei que não é porque você não se lembra que não tenha acontecido ou não tenha sido impactante? Vamos entender como isso ocorre aí dentro usando essas três pecinhas.

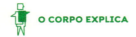 **O CORPO EXPLICA**

À medida que a mielinização avança, o bebê ganha sensação e controle em novas partes do corpo. Essa sensação é muito importante, porque, quando a mielinização está acontecendo fisicamente, o corpo está se desenvolvendo, e você vai compreender no próximo capítulo de que maneira ele molda o formato físico da mente. Conforme a mielinização avança, a criança começa a sentir coisas novas, por exemplo, cheiro, vontade de fazer xixi e cocô, energia sexual, dependendo da fase em que o corpo está.

No entanto, à medida que essa mielinização avança mais e a criança se forma, o mundo à volta dela já está acontecendo, e essas novas sensações percebem e interpretam as histórias e o contexto familiar dessa criança, além de interagirem com e reagirem a eles. Não nos lembramos disso, mas é algo que interfere em nossa mente e em nosso corpo.

> Mesmo que você não se lembre, essas informações estão registradas nessa região que armazena nossa memória. Principalmente as histórias mais marcantes e traumáticas.

Como funciona aquilo de que não nos lembramos, mas mesmo assim está em nossa cabeça? Onde fica armazenada a memória do cheiro? No córtex que controla o cheiro. E a memória visual? No córtex visual. E a sensitiva? No córtex sensitivo. Cada memória está em uma região do cérebro. Mas, Elton, como construo a história dessa memória? O hipocampo é quem controla isso; é o mestre de cerimônias que vai lá e associa o cheiro ao nome picanha, à imagem que você vê e ao gosto que sente.

Digamos que você esteja dirigindo, passe em frente a uma churrascaria e sinta o aroma da carne: isso já será um gatilho para várias memórias suas. E quem está controlando essas memórias e coletando as informações que você tem registradas é o hipocampo. A memória sensorial vem de informações que o hipocampo consegue acessar. Esse é um exemplo de funcionamento em que o hipocampo já estava pronto e articulando tudo isso.

82

Todavia há uma fase anterior a essa, em que o hipocampo ainda está em formação. Nesse momento, as informações continuam armazenadas nas áreas cerebrais, mas não têm o mestre de cerimônias para acessar as memórias.

Uma coisa é você ter uma memória, saber que a tem, conseguir acessá-la e entender como aquilo está afetando sua vida, seu dia a dia e sua história. Outra é você ter uma memória, não conseguir acessá-la e, por não conseguir, achar que ela não existe. Precisamos entender que esse registro existe e interfere definitivamente em como as pessoas recebem os estímulos hoje, em como sentem, agem e reagem.

O CAMINHO PARA ENCONTRAR SEU LUGAR SEMPRE ESTEVE AÍ, MAS VOCÊ PRECISAVA DO MAPA

Há caminhos prontos em nosso cérebro que funcionam o tempo inteiro, mesmo que não tenhamos consciência de todas as histórias que estão lá dentro. E não é necessário desvendar quais são essas histórias e trazê-las de volta à memória, mas, sim, entender como determinada história vivida e não lembrada impacta sua vida hoje. Muitas vezes, parece que estamos vivenciando algo pela primeira vez, mas nossa vida é uma história que se repete constantemente. As pessoas têm problemas e travam quando não conhecem os caminhos que têm à disposição, por isso acabam cometendo os mesmos erros, apelando para os mesmos recursos de quando tinham 2 anos, por exemplo, uma vez que hoje não cabe mais reagir assim.

Quando falo em caminhos, estou me referindo aos caminhos físicos, neurais e emocionais. Somos diferentes uns dos outros e precisamos aprender a viver, a resolver nossos problemas, a lidar com nossas histórias de acordo com o caminho de que dispomos. O caminho que temos em nós foi formado física e emocionalmente. **E o caminho para você acessar sua mente, sua história, é o corpo.**

É importante ter consciência do papel do sistema límbico no instante em que os traços de caráter estão sendo formados e o

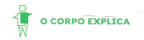
O CORPO EXPLICA

hipocampo não está pronto para acessar as histórias e montar o contexto, uma vez que estava sendo mielinizado. Possuímos traumas básicos; as emoções básicas de cada traço de caráter estão registradas no sistema límbico, que guia nosso comportamento, nossas trilhas neurais e nossa rede elétrica.

No próximo capítulo, vamos conhecer os traços de caráter, o primeiro passo para sua jornada de emagrecimento definitivo. Com base neles, você vai entender a composição do seu corpo e da sua mente e que tipo de caminhos e respostas essa composição criou. Essa é a base para o plano de mudança, que acontecerá em três passos:

1. **Compreensão:** entender sua história e identificar quais são as funções inconscientes por trás do excesso de peso; aprender quanto você tem de cada traço de caráter e como essas características interagem em você, criando seus caminhos;
2. **Análise:** enxergar que partes do contexto de sua vida o afetam negativamente, e como isso o faz usar o peso para conseguir algo bom, e que informações você tirou dos traços de caráter para entender o que não funciona na vida que leva hoje;
3. **Reconstrução:** construir um ambiente favorável para a forma como você funciona e que supra sua necessidade de se destacar, de se proteger ou que o faça forte. É esse ambiente favorável ao seu padrão de funcionamento que vai suprir, de forma consciente e saudável, sua necessidade de proteção, destaque e força, até então suprida pelo excesso de peso. Você não precisa mudar seu jeito de ser – padrão de funcionamento –, mas, sim, ter espaço para ser quem é, do jeito que é.

O Corpo Explica tem a peculiaridade de ser muito determinista, e isso, no início, pode assustar, causar polêmica; no entanto, você vai compreender, ao longo do processo, que não é possível fazer esse método funcionar com a profundidade e a velocidade apresentadas sem incluir nele uma abordagem mais determinista. E o determinismo não é algo negativo. Prefiro vê-lo sob a lógica da aceitação de que cada pessoa é uma combinação única de traços e necessita ser respeitada como é.

Próxima parada: o sistema límbico

É comum ver pessoas questionando nossa postura, afirmando que o determinismo rotula, e que rótulos limitam. Concordo que o determinismo rotula, mas discordo de que rótulos limitam, ou, pelo menos, não limitam, quando utilizados com responsabilidade e respeito. Rótulos definem, e a definição permite que os indivíduos encarem as coisas como são, não como gostariam que fossem.

Seria correto dizer a um pássaro que não é justo que ele seja rotulado dessa forma, e que, se quiser, ele pode ser um peixe? Ou pior: seria justo exigir que um pássaro nadasse tão bem quanto um peixe só porque alguém não conhece ou não respeita o rótulo dele? O rótulo de um pássaro diz que ele é ótimo em voar, razoável em correr e que até se esforça, mas não é muito bom em nadar. Deixar isso claro para ele e para todos à sua volta seria uma limitação ou uma aceitação tanto da parte dele quanto da de todos ao seu redor? Será mesmo que os rótulos limitam? Ou a não aceitação do que há no rótulo é que o faz? Você percebe quanto um rótulo, uma definição, utilizado com respeito e responsabilidade liberta? **As pessoas precisam se aceitar e se livrar das expectativas das outras.**

A subjetividade dá espaço a expectativas cruéis e a cobranças injustas, enquanto o determinismo provoca encontro, aceitação e respeito. Um pássaro não pode ser obrigado a nadar igual a um peixe. Por mais que tenha capacidade de fazer mergulhos curtos, ele nunca nadará igual a um peixe, assim como o peixe poderá até efetuar voos curtos ou grandes saltos, mas nunca conseguirá voar igual a um pássaro. Você percebe que não estamos limitando as pessoas? Ao contrário, estamos dizendo: você funciona bem de um jeito e não funciona de outro, e isso está mielinizado no sistema nervoso. Estamos trazendo um alerta muito importante: o custo emocional de tentar viver em um ambiente que não lhe permite ser quem você é, que não aceita, não estimula e não recompensa seu jeito de ser, vai sair muito caro! Você começará a lutar para sobreviver, quando deveria apenas estar curtindo o prazer de ser quem é.

O custo emocional para um pássaro viver em um aquário chega a ser tão alto a ponto de ameaçar sua sobrevivência. Comigo e com você não é diferente. Qual é o custo emocional que você está pagando por aceitar seu jeito de pensar, sentir e agir? Ou qual é

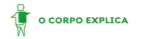

o custo emocional que você está pagando por não ser do jeito que as pessoas gostariam que você fosse?

Cada traço de caráter apresenta um padrão de funcionamento: um é mais racional e calado, enquanto o outro é mais sentimental e falante; um é mais prático e desconfiado, enquanto o outro é mais detalhista e sociável. Até quando vamos, como sociedade, pagar tão caro pelo custo emocional da subjetividade que faz que uma pessoa exija que a outra seja diferente? Até quando vamos evitar nossos rótulos, nossas definições, e desrespeitar os dos outros?

Nossa postura determinista não está apenas fundamentada no entendimento de que é possível respeitar o padrão de funcionamento e o jeito de ser de cada indivíduo; está ancorada na possibilidade de descobrir como cada indivíduo funciona. A partir dessa descoberta vem o processo de ser aceito, respeitado e estimulado sem que tenha que pagar um custo emocional altíssimo para tentar ser diferente – e corresponder à expectativa dos outros –, nem que lutar para sobreviver, recorrendo a armas como o excesso de peso.

Você é quem precisa ser, e é fundamental entender que esse padrão de funcionamento não vai mudar porque está mielinizado fisicamente em seu corpo e conectado às suas emoções e memórias. Preciso que você compreenda a importância e a necessidade de parar de tentar mudar seu funcionamento, para que eu possa lhe ensinar a olhar seu corpo e entender quem você é e por que pensa, sente e age desse modo.

MAS MEU CORPO É IGUAL AO DA MINHA MÃE

"Elton, já entendi como as três peças se encaixam e por que não me lembro de alguns fatos que moldaram minha mente e meu corpo, mas, quando olho meu corpo, vejo que ele se parece tanto com o de outras pessoas."

Quando eu disse que a mielinização molda o formato do corpo, é natural questionar por que uma pessoa é parecida com a outra. Será que o formato do corpo é determinado por informação genética ou pelo impacto das histórias vivenciadas durante a mielinização do sistema nervoso na primeira infância? As duas coisas! Uma não isola nem exclui a outra. Sem o material genético, não há a mielinização, e a existência do material genético não é suficiente para o desenvolvimento mental, emocional e motor do ser humano. Ambas as coisas precisam acontecer para que a vida exista em plenitude.

O corpo que você vê no espelho revela como sua mente funciona, e as informações genéticas recebidas dos ancestrais não interferem, não prejudicam nem atrapalham essa análise. Algumas características físicas e visíveis do seu corpo serão definidas exclusivamente por fator genético, por exemplo, a cor dos olhos, da pele, do cabelo. O processo de mielinização não interfere na cor dos olhos, mas impacta o formato deles, assim como os neurônios que se conectam e se espalham pelo corpo não interferem na pigmentação da pele, mas vão interferir, de maneira significativa e determinante, na densidade da pele, dos músculos abaixo dela e, consequentemente, no formato do corpo coberto por ela. Não há como excluir nem uma coisa nem a outra. O que pode restar é a dúvida de até onde, de fato, vai a genética e até onde tudo aquilo que vivemos durante as fases de mielinização é o que molda nosso corpo.

O DNA é o mesmo para o corpo todo, ou seja, o código da ponta da sua unha é o mesmo do seu cabelo. Agora, como no cabelo esse código se traduz na forma de cabelo e na unha se traduz como unha? Simples: há outra informação que ativa ou não um gene, beleza? É desse modo que funciona a questão da genética herdada dos pais. Herdamos deles muitas coisas, por exemplo, a cor dos olhos, do cabelo, da pele. Não houve interferência nisso. Agora, o formato do corpo, objeto de análise de O Corpo Explica, é moldado por informações além das que constam no código genético. Vamos acrescentar outra palavra ao nosso vocabulário para ficar mais claro: fenótipo. O fenótipo é a manifestação visível ou detectável de um genótipo (gene), capaz de ser alterada pelo meio.[13] São justamente essas informações que vão além da genética, ou seja, é o meio que interfere em como nossos genes se manifestam. Não estou, de forma nenhuma, ignorando a carga genética, muito

---

[13] DAS NEVES, R. Conceitos básicos da genética, **G1**. Disponível em: http://educacao.globo.com/biologia/assunto/hereditariedade/conceitos-basicos-da-genetica.html. Acesso em: 7 abr. 2022.

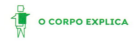

O CORPO EXPLICA

pelo contrário. Estou dizendo que não é apenas isso que forma e molda nosso corpo, o corpo visível.

Por essa razão, é importante falar de epigenética, que é como o meio vai modificar a maneira como os genes se expressam. Um exemplo bem simples é o de que você pode ter a tendência genética de ser alto, porque seus pais o são, mas, se não receber alimentação adequada na infância e ficar desnutrido, dificilmente seus genes poderão se expressar plenamente.[14] Agora, o molde que vamos ganhar virá durante a formação dos nossos traços de caráter. Teremos, a partir daí, uma alteração ou complementação de nosso fator genético. Isso fará parte da informação do nosso DNA, mas também não será suficiente para moldar por completo, por exemplo, o seu filho – porque ele vai receber a carga genética tanto da mãe quanto do pai e só depois do processo de mielinização, ao longo dos cinco primeiros anos de vida, é que estará pronto, com sua estrutura e seu formato desenhados.

A partir do capítulo seguinte, você vai entender os traços de caráter, e esse nível de conhecimento que você adquiriu até agora já me permitiu ouvir de várias pessoas frases como: "Nossa, faço terapia há vinte, trinta anos, e nunca descobri isso sobre mim". Isso é comum porque, apesar de tanta explicação, de tanta teoria, a grande finalidade de O Corpo Explica é trazer a resposta de que as pessoas precisam para resolver seus problemas e realizar seus sonhos. Somos apaixonados pela ciência, mas o que nos move é o ser humano. O que nos faz sair de casa todos os dias para trabalhar por pessoas que ainda não conhecemos é o prazer de ouvi-las dizer: "Agora eu entendi".

Como eu disse no início do livro, sei que você está aqui porque quer e precisa emagrecer, ou porque trabalha com pessoas que buscam esse objetivo. Mas quero muito que se abra para compreender muito mais que apenas como perder alguns quilos, por mais que estes estejam pesando muito ou há muito tempo. Posso garantir que, independentemente do número que apareça na balança, há coisa mais importante e mais pesada que você precisa entender.

[14] O QUE é epigenética? **Center on the Developing Child**. Disponível em: https://developingchild.harvard.edu/translation/o-que-e-epigenetica/. Acesso em: 7 abr. 2022.

Próxima parada: o sistema límbico

Navegue pelos próximos capítulos com curiosidade e coragem para descobrir do que você precisa para ter uma vida mais leve. Depois disso, vamos à prática para lhe mostrar como usar tudo isso para que a vida leve possibilite, também, um corpo leve.

Vanda

A Vanda, outra combinação forte de oral com masoquista, dedicava praticamente todo o seu tempo e a sua energia cuidando da família. Enquanto a masoquista vivia na dor, sofrendo, exigindo perfeição das filhas e do marido, ela também carregava os problemas de todos da casa, mesmo sem ninguém ter pedido por isso. Ela conta que tentava controlar tudo e todos, não conseguindo lidar com nada que saísse da rotina ou que não fosse feito do jeito dela.

No fundo, a masoquista estava sempre morrendo de medo de tudo dar errado. E a oral nisso tudo? Ela estava ali, carente, e com enorme dependência emocional das filhas. Os dois traços viviam na dor, sobrecarregados e com medo eterno do abandono e da humilhação. O que faltava para a Vanda era cuidar de si. Ou melhor, cuidar dos traços dela.

Quanto mais ela aprendia sobre seus traços, mais valor dava a quem ela era. Ali estavam as características que ela ignorava, que empurrava com a barriga. Prestando mais atenção em si, muito do que o marido e as filhas faziam perdeu a força, parou de afetar tanto a Vanda. O controle parecia seguro, mas não era, ela estava retendo tudo junto a si e, ao largar mão, conseguiu renovar a relação com o marido, com as filhas e ainda perder 20 quilos – 20 quilos de problemas alheios que ela carregava! Seus traços, agora alimentados com muito carinho próprio para a oral, e muita liberação da carga do masoquista (que agora não ia mais carregar problema das filhas e do marido), estavam no recurso pela primeira vez em muitos anos. E tudo começou com a virada de chave de entender o que existia dentro dela.

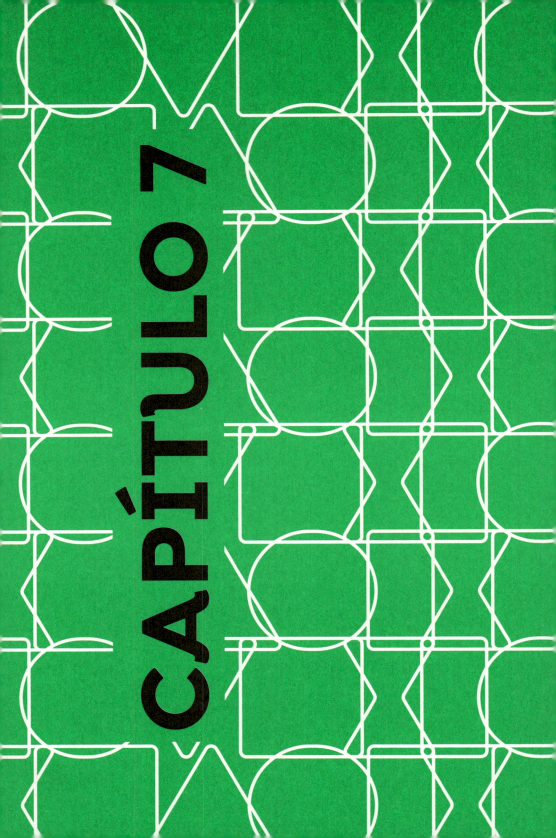
CAPÍTULO 7

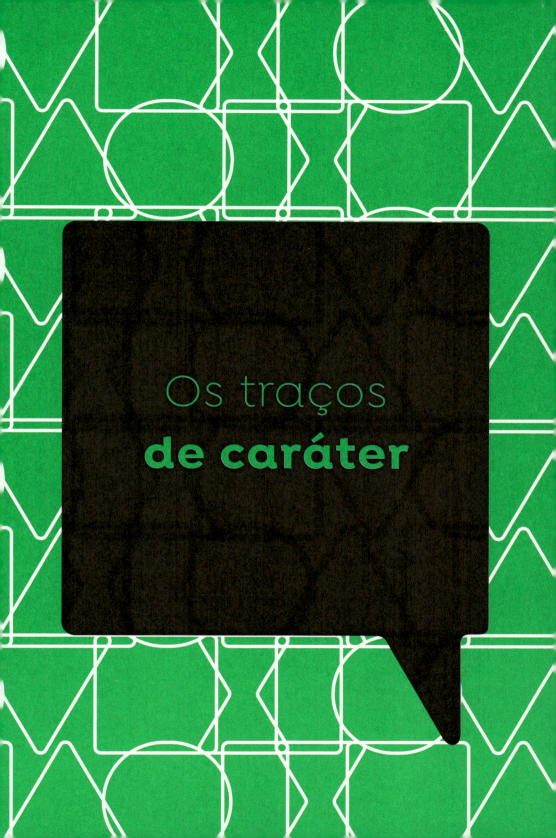

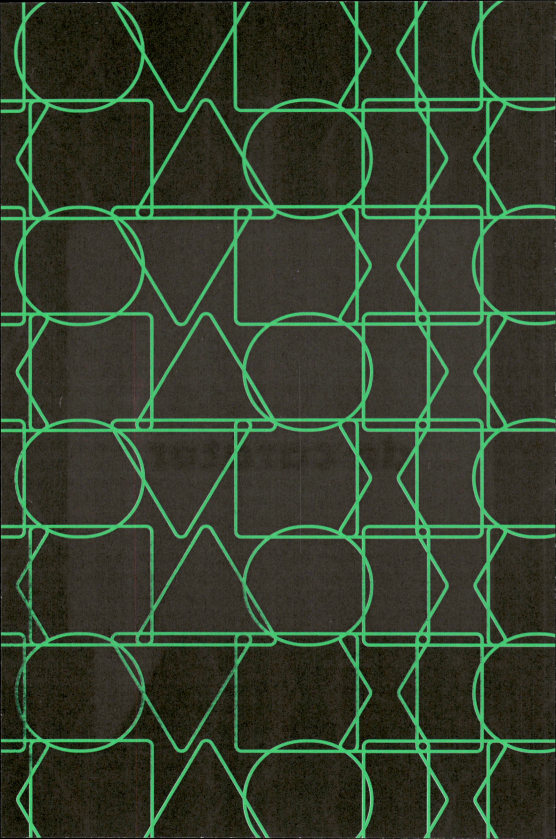

SOMOS UM COMBINADO DE TRAÇOS

É hora de conhecer cada um dos cinco traços de caráter. São eles que controlam o funcionamento da nossa mente, definindo nosso modo de pensar, sentir e agir. Cada traço de caráter tem um padrão de funcionamento mental e uma manifestação física (formato) específica. Agora, vamos conhecer cada um deles isoladamente, para depois entendermos como eles se misturam "dentro de nós".

Por causa da existência de cada um desses traços, é possível, atualmente, olhar o formato do corpo de uma pessoa e compreender como funciona a mente dela. E, acessando sua mente, entender como essa pessoa vive hoje; como ela interage com outras pessoas, lugares e situações, e qual história de vida levou à formação daquela mente. A partir daqui, você vai compreender com profundidade e clareza como a mente e o corpo humano são formados, se desenvolvem e funcionam.

Talvez você se identifique mais com um traço que com outro (ou goste mais de um que de outro), mas não se engane: ninguém tem apenas um traço ou simplesmente nada de outro. Todos passamos pelas cinco fases da vida (gestação, amamentação, interação com o mundo além da mãe, humilhação e traição) que formaram esses traços, portanto todos temos determinada quantidade de cada um deles. O essencial é aprender a interpretar a quantidade de cada traço de caráter que cada pessoa tem. Conseguir identificar e interpretar essa combinação revela absolutamente tudo sobre a pessoa.

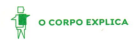 O CORPO EXPLICA

Você descobrirá como foram criadas as ferramentas para medir esses traços e de que modo elas funcionam, mas primeiro precisa conhecer um pouco sobre os cinco traços que estão dentro de você, que é muito provável que você não saiba que existam, e como funcionam.

Como a denominação desses traços não é nada bela nem agradável, vamos começar desconstruindo a noção de que você tem esses "nomes feios": esquizoide, oral, psicopata, masoquista e rígido. Essa é a nomenclatura estabelecida por seus criadores, Wilhelm Reich e Alexander Lowen, que optamos por manter como forma de honrar o trabalho deles e para dar vida ao legado que deixaram. Nossa releitura está no modo de explicar e no foco dado ao "mostrarmos o lado bom de cada traço de caráter". Na explicação de cada um, você perceberá que falaremos tanto sobre as dores que moldaram e desenvolveram esses traços quanto sobre quais foram os recursos desenvolvidos por eles para você sobreviver. É fundamental que você entenda esses dois aspectos, porque isso será a base da "virada de chave" que acontecerá na Parte 3, e essa percepção será essencial no processo de emagrecimento de qualquer pessoa.

Para você que gosta de fazer anotações – e recomendo que as faça –, preste atenção à estrutura de explicação que vou utilizar em cada um dos cinco traços e, à medida que eu for explicando, vá tentando perceber os quatro pontos básicos de cada um.

1. **Momento de formação:** fase da vida em que a criança está vivenciando a etapa da mielinização do sistema nervoso;
2. **Dor básica:** registro emocional feito pela mente da criança dos fatos que ela vivencia no ambiente durante a fase de formação;
3. **Recurso de vida:** mecanismo físico, mental e emocional desenvolvido pelo sistema nervoso, tanto no corpo quanto na mente, para superar a dor e tentar evitar que ela se repita;
4. **Formato físico:** o sistema nervoso desenvolve-se de forma estratégica para ajustar o formato do corpo, de modo que possa potencializar seu funcionamento físico/fisiológico para evitar a dor básica.

Quando falo em padrão de funcionamento, estou me referindo à combinação de dor e recurso. É isso que vai definir o pensamento, o sentimento e a atitude de cada um desses traços sempre que estiverem interagindo com pessoas e situações. Às interações que acontecem hoje, chamarei de ambiente. Em cada uma das cinco fases de mielinização, você estava vivendo em um ambiente em que seus traços estavam desenvolvendo recursos por sentirem dor. Atualmente, você vive em ambientes nos quais talvez utilize esses recursos ou apenas ressinta e reviva as dores básicas de cada um deles.

A sequência de explicação de cada um dos traços segue a ordem cronológica de formação de cada um deles. Essa ordem é guiada pelas etapas de mielinização do corpo e pelas fases de vida, aqui apresentadas como "momento de formação" do traço. Vamos lá!

1) Traço de caráter esquizoide

Momento de formação

A formação do traço esquizoide ocorre durante a gestação. Nesse momento, a mielinização está concentrada na parte superior do corpo, mais precisamente no cérebro, onde ela tem início. Ela ainda não começou a avançar – descer – com intensidade pela medula espinhal e se ramificar pelo corpo.

Embora muitas pessoas acreditem que a vida começa após o nascimento, agora você sabe que não é bem assim. E também conhece o motivo pelo qual não se lembra do que aconteceu na barriga de sua mãe. O hipocampo ainda não estava pronto e, como eu disse outras vezes, não é porque você não se lembra que não aconteceu, não foi marcante e não está dentro de você.

Imagine uma criança que está no útero, tranquilinha, vivendo o comecinho da vida, daí, de repente, a mãe percebe que está grávida e fica ansiosa e preocupada com algo externo, como acontece com muitas mulheres. Por exemplo, ela pode estar preocupada por se lembrar de que o pai da criança perdeu o emprego, por não saber se terá dinheiro para o enxoval, se terá que voltar a trabalhar etc. Talvez alguém da família esteja passando por uma situação difícil ou até tenha morrido justamente no momento da gravidez.

O que ocorre no corpo dessa mulher toda vez que ela se lembra de que está grávida e se preocupa? Para começar, o que mais faz a mulher se lembrar de que está grávida é quando a criança se mexe.

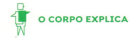

O CORPO EXPLICA

Então, é possível entender, pela lógica, que, sempre que a criança se mexe, a mãe se lembra de que está grávida e fica preocupada (por questões próprias ou externas), daí o útero, o mundo da criança, fica ruim. E por que isso acontece? Quando o estado emocional da mulher se altera, o mesmo ocorre com o estado fisiológico. Ela se preocupa, fica em estado de alerta, e o sistema nervoso entra em modo de sobrevivência, modificando o funcionamento do corpo, como se a mulher precisasse correr a qualquer momento. Imagine uma mulher que recebeu uma notícia ruim ou se lembrou de algo complicado; nessa hora, o coração bate diferente, a respiração muda, a mão sua, muita coisa se altera e, quando ela está grávida, o fluxo sanguíneo para o útero diminui, porque o corpo dela entende que, naquele momento, o mais importante é priorizar o corpo da mãe, caso ela precise correr, por exemplo.

O detalhe é que esse fluxo foi interrompido quando ela se preocupou. Ela pode ter se preocupado quando lembrou ou percebeu que estava grávida. E adivinhe: ela pode ter percebido isso justamente quando o bebê se mexeu. Então feche a conta: o bebê se mexeu, a mãe se lembrou de que estava grávida e dos problemas que vem enfrentando, ficou preocupada, seu estado emocional e fisiológico foram alterados, o corpo dela enviou menos sangue para o útero, e este, que estava espaçoso, confortável e quente, de repente ficou frio, duro e apertado. Vale lembrar que a criança lá dentro não sabe nada do que está acontecendo do lado de fora, no mundo materno, e a mãe ainda não leu este livro, então ela só sabe que a criança se mexeu, e esta, que o útero ficou ruim. A conclusão é que a criança "existiu" (se mexeu) e o mundo mudou para pior, ou seja, algo como: "Nossa, toda vez que existo fica ruim".

Dor básica

Nesse momento, a criança se sente rejeitada, como se não pudesse existir. O traço de caráter esquizoide tem muita dificuldade em existir, em se mexer, em se expor, em ser notado, porque morre de medo de ser rejeitado de novo. Muitas vezes, prefere rejeitar para não correr o risco de ser rejeitado.

Vale lembrar que a dor de cada traço está relacionada a como ele percebe o ambiente, não à intenção das pessoas. É correto afirmar que a criança se sentiu rejeitada, mas não que a mãe tinha intenção de fazê-lo.

Naquele instante, dentro do útero, o sistema nervoso daquela criança percebe e registra a sensação de rejeição e tenta desenvolver um mecanismo de defesa, um recurso para sobreviver naquele ambiente.

Quando a criança está na barriga da mãe, ela não corre, não fala, não tem ninguém para chamar. Mas está se sentindo rejeitada e precisa lidar com isso de alguma forma. O que ela pode fazer naquele momento?

Recurso de vida – o superpoder do esquizoide

A criança não pode fugir, está presa no útero e, mesmo que a porta estivesse aberta, ela não conseguiria sair por não ter condições, ainda, de controlar o próprio corpo, porque a mielinização está concentrada no cérebro. Logo, o único recurso dela, no momento, é explorar a parte em que a mielinização está concentrada.

Pense comigo: "Já que não dá para fugir usando o corpo, que não está mielinizado, vamos tentar fazê-lo usando a parte que se está mielinizando. Vamos fugir para a cabeça". É exatamente isso que o sistema nervoso faz: desenvolve um recurso físico e mental, concentrando a mielinização no cérebro e consumindo a energia do corpo apenas com a cabeça. Para isso, a criança pensa muito, imagina muito, viaja e foge dali para outro mundo, sem sair do lugar. É um modo de usar a cabeça e desligar o corpo, na tentativa de evitar se mexer para que o útero não fique ruim de novo. Um jeitinho mental e físico para evitar a sensação de rejeição.

É muito importante você perceber o que estava acontecendo, como cada traço se sentiu e qual foi a reação dele. Porque, da mesma forma que se sentiu na fase de formação, ele se sente hoje. E da mesma maneira que reagiu lá, ele reage hoje. Vai me dizer que você não conhece ninguém que vive no mundo da lua? Que a cabeça viaja e o corpo fica ali, como se não tivesse ninguém lá dentro? Existindo sem existir?

Essa capacidade do traço de caráter esquizoide de imaginar o inimaginável é única. Ele cria universos paralelos na cabeça. O problema é que as pessoas não sabem explorar bem esse recurso,

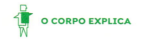

O CORPO EXPLICA

e a maioria delas vê isso como um defeito. Tenho muito desse traço de caráter e vivi muito tempo sentindo a dor da rejeição, sem utilizar os recursos e a capacidade criativa dele.

Algo essencial de você saber é que, quanto maior for a sensação de dor que o sistema nervoso registrar naquela etapa de formação, maior será a intensidade daquele traço no futuro, que é o que medimos atualmente com o Mapa de Caracteres, que você conhecerá melhor. A presença do traço será equivalente à intensidade da dor registrada no momento de formação dele, assim como a intensidade do recurso e o formato físico presente e visível no corpo.

Podemos dizer que quanto mais difícil for a gestação para a mãe, maior será a sensação de rejeição registrada pelo sistema nervoso da criança. Logo, mais criativa essa criança será ou, pelo menos, tentará ser.

A criança vai desenvolver necessidade e capacidade muito grande de ficar no mundo da imaginação, da criatividade, que é justamente o grande recurso do esquizoide, seu superpoder. Se houver algo que precise ser criado do zero, ninguém melhor que um indivíduo com alto traço de caráter esquizoide para fazer a tarefa, porque ele aprendeu a criar há muito tempo, desde a barriga da mãe, o que se tornou algo automático para ele.

O esquizoide é muito criativo, racional, lógico, imagina mundos, consegue desdobrar ideias e projetos além da capacidade dos outros traços. Tem umas ideias meio malucas, meio fora da caixinha... Parece que vive em outro mundo. E de fato vive: ele cria um mundo para fugir da dor básica da rejeição, do problema que está sentindo e, muitas vezes, de relações e situações que quer evitar.

O traço de caráter esquizoide só fica onde faz sentido para ele – e se conecta, igualmente, apenas com aquilo que lhe faz sentido. Quer lidar bem com alguém com alto traço de caráter esquizoide? Utilize a lógica para argumentar, fale o mínimo possível, evite tocá-lo demais e não espere que ele lhe olhe enquanto você fala. Esse traço de caráter é o famoso "fale, mas não toque".

O formato do corpo

Com essa experiência na fase de mielinização, com o sistema nervoso mielinizando-se para concentrar o consumo de energia no cérebro, o corpo ficará meio esquecido no processo. Por isso, o corpo do esquizoide forma-se magrelo e repleto de quinas. Pessoas com traço esquizoide têm corpo mais alongado, com as articulações mais visíveis e ressaltadas – em geral, é possível ver algumas quinas mais pontudas; parece que o corpo está encaixado de qualquer jeito, como se estivesse ali apenas para segurar a cabeça. Ele é meio desengonçado, e não sofre com isso. É um corpo que não flui direito. Como a energia está sendo direcionada para a cabeça, ela tende a ser maior e um pouco desproporcional em relação ao corpo.

Qual é a sensação que o tronco do esquizoide transmitirá? De que não há muita vida ali. Trata-se de um corpo largado e fraco, como se fosse se dobrar, se fechar, se encolher e se esconder o tempo todo. Como se estivesse tentando existir sem existir, do mesmo jeito que ocorreu no útero.

Esse formato físico é definido pelo modo como o sistema nervoso se moldou estrategicamente, espalhando ramificações nervosas para onde era importante para aquele traço. Como o corpo ficou mais esquecido na mielinização, terá menos energia. E, já que o foco é emagrecimento, adivinhe qual traço não se mielinizou estrategicamente para ter um corpo grande? Por essa razão, o traço esquizoide será ser o famoso "magro de ruim".

Pessoas com esse traço elevado são aquelas que comem muito e não engordam, porque a energia está na cabeça, a qual consome tudo o que elas ingerem para funcionar com a intensidade apropriada. Prazer, esse sou eu. Quando me perguntam para onde vai minha comida, respondo: para a cabeça.

Essa questão da mielinização e de como o corpo consome a energia é tão interessante que, tanto na formação dos traços no passado quanto em sua manifestação hoje, perante situações da vida, tudo fica muito evidente. Alguém que está com a mão apoiada no queixo e o olhar distante está fazendo o quê? Pensando! Por isso o corpo perde a energia, e "a cabeça pesa". O sistema nervoso está utilizando o caminho mielinizado no corpo e o padrão de funcionamento programado lá atrás.

A boca do esquizoide será fina, apagada. Pouca energia, pouca mielinização. A boca é um recurso que ele não pretende usar muito. Ele não tem necessidade nenhuma de se comunicar, de se

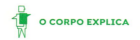 **O CORPO EXPLICA**

conectar com o mundo exterior. É aquele lábio sem vida. O olhar é meio desfocado e perdido, ao mesmo tempo que o olho terá aspecto esbugalhado, assustado com a realidade fora dele. Olho grande e de peixe morto.. Quanto mais o esquizoide pensa, mais se desconecta e transmite aquela sensação de que não há vida dentro dele, como se não houvesse alma em seu corpo. Ele aprendeu a não usar o corpo para existir; usa a cabeça para essa finalidade. Por isso, não gosta de contato físico. Toda vez que experiencia muito contato e muita exposição, a chance de rejeição aumenta, e isso retoma caminhos neurais – mesmo que inconscientes – que o farão se sentir mal sem perceber ou compreender o motivo daquela sensação. O contato físico trará a lembrança, embora sem memória organizada, de um mundo que não foi tão bom no período de formação do traço do esquizoide.

Esse traço vive bem no mundo quando sua mente tem espaço para existir sem que o corpo precise acompanhar o tempo todo. O melhor jeito de se relacionar com o traço de caráter esquizoide é respeitando e valorizando o que há em sua cabeça.

Resumo do traço de caráter esquizoide

- **Momento de formação:** gestação, parto e primeiro mês de vida;
- **Dor básica:** rejeição, medo de ser rejeitado;
- **Recurso de vida:** criatividade, imaginação e raciocínio lógico;
- **Formato físico:** aspectos mais magros, alongados, repletos de quinas e com articulações mais evidentes.

Exemplo de corpo esquizoide:

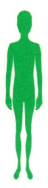

O esquizoide em uma frase: "Penso, logo existo".

2) Traço de caráter oral

Momento de formação

O traço oral se desenvolve durante a fase da amamentação, no primeiro ano de vida da criança. Nesse momento, a mielinização começa a avançar do cérebro para a medula.

Imagine que aquele bebezinho que estava no útero nasceu. Agora ele está em outro ambiente, tem novas percepções e necessidades. No útero, ele não podia fazer nada além de se mexer; agora, com a mielinização avançando, "descendo pelo pescoço", o bebê começa a ter mais percepções sensoriais e controle motor em novas partes do corpo. Agora ele pode, e consegue, ser ouvido. Inclusive, tem alguém fora da barriga para escutá-lo e atendê-lo.

Às vezes, o choro mais agudo, às vezes, mais grave, mas o bebê só sabe chorar. Ainda não consegue falar e depende totalmente de que os outros adivinhem de que ele precisa, em especial a mãe. É essa dependência total de que a mãe adivinhe o que ele está passando e de que está necessitando que vai fazer esse bebê sentir sua maior dor quando a necessidade não for devidamente suprida.

No entanto, por mais que o instinto ou a experiência materna sejam aguçados, a mãe não vai conseguir adivinhar sempre do que a criança está precisando ou o que está acontecendo com ela. Em geral, ela vai por tentativa e erro. E há algo infalível quando uma criança chora, sobre o que posso falar com propriedade, porque vivenciei isso cinco vezes na vida, na condição de pai. Tenho cinco filhos, e os dois mais novos são um casal de gêmeos. Então, já vi criança chorando muitas vezes. O que fazer quando uma criança começa a chorar? Sem perceber, frequentemente, assumimos o desafio de conseguir fazer a criança parar de chorar; é nessa hora que ela ganha um peito, uma mamadeira, uma chupeta ou algo na boca. Mas, por mais que a criança esteja se conectando com o mundo pela boca – literalmente falando –, por causa da mielinização concentrada naquela região do corpo, nem sempre o que ela quer é mamar; contudo, ela não tem capacidade de expressar de que está precisando.

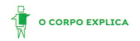
O CORPO EXPLICA

Dor básica

O bebê chora por vários motivos, incluindo fome e, quando essa necessidade não é devidamente satisfeita, o sistema nervoso dele registra essa falha como abandono.

Lembre-se de que essa sensação é uma percepção que o sistema nervoso do bebê tem da situação que está sendo vivenciada naquele ambiente, naquele momento, e que não revela nenhuma intenção dos pais.

O fato é que o bebê tinha uma necessidade que, naquele instante, não foi devidamente atendida, e ele dependia por completo dos pais, até mesmo para adivinhar pelo que estava passando e de que precisava.

Quando a criança chora porque algo na roupa a está incomodando (uma etiqueta, por exemplo), ganha um peito na boca; sua necessidade não foi atendida, embora ela goste e tente se satisfazer com aquele peitinho, até porque a percepção sensorial daquela nova região do corpo a faz apreciar o gostinho do leite e o cheirinho da mãe, mas a roupa continua incomodando, e ela se sente abandonada em relação à sua principal necessidade naquele momento.

Se você se colocar no lugar desse bebê, isolando o quanto é difícil para a mãe adivinhar o tempo todo o que está acontecendo com sua cria, compreenderá o quanto é desesperador para ele fazer a única coisa que sabe para chamar a atenção da única pessoa que pode resolver o problema, sem sucesso. É por essa razão que ele se sente abandonado. No útero, a criança não tinha a quem chamar nem para onde ir; no berço, o bebê só pode chorar para atrair a atenção da mãe, mas ele o fez e ninguém resolveu seu problema. O que ele fará agora? Você percebe o abandono que ele sente?

Aqui é importante ressaltar a diferença entre rejeição e abandono, para que você consiga entender quão dolorosa e significativa é a sensação de abandono para a criança, nesse momento.

Ah, queridas mães, não se sintam culpadas pelas dores registradas pelo sistema nervoso de seus filhos. Não estamos à procura de culpados para elas, até porque a dor que moldou o traço de seus filhos também deu a eles recursos poderosos.

Se quiser aproveitar bem essa leitura para se tornar uma mãe melhor, aprenda a respeitar e a estimular os próprios traços de caráter, a usar os recursos de cada um deles, e faça o mesmo por seus filhos.

Voltando à diferença entre rejeição (dor básica do traço de caráter esquizoide) e abandono (dor básica do traço de caráter oral), rejeição é quando eu não aceito você, não o quero. É como se você sentisse que não é bem-vindo. Já o abandono é um passo além; é como se eu tivesse desejado você, aceitado e mudado de ideia depois; é como se eu desistisse de você e o deixasse após uma relação já iniciada.

É essa a percepção do sistema nervoso daquele bebê, naquele momento. Coloque-se no lugar dele de novo. "Minha mãe me aceitou, me acolheu, e agora não está cuidando de mim. Isso na minha roupa está me incomodando muito; já gritei por socorro, e ela não fez nada para me ajudar. Acho que ela não me quer mais; não vai mais cuidar de mim, e agora não tenho mais ninguém. Se ela não atender às minhas necessidades, ninguém mais o fará. Nem ela que me ama está tirando esse incômodo das minhas costas. Quem mais vai tirar? Minha vida acabou; a mamãe me abandonou, e não tenho mais o que fazer."

Por um lado, parece drama, mas que sugestão você daria a esse bebê? Ele não consegue dizer à mãe que ela se esqueceu de tirar a etiqueta da roupa. A única coisa que sabe fazer é chorar, e a única pessoa que pode resolver isso é ela.

Há também situações em que o bebê tem alguma necessidade que precisa ser atendida pela boca, mas naquele instante ele não está buscando apenas comida. Está buscando contato físico, afeto, cuidado e atenção. Muitas vezes, quando o bebê chora de fome, a mãe o amamenta enquanto resolve outras coisas. Ou, quando o bebê já é maiorzinho, a mãe dá a mamadeira para ele e vai resolver outras questões. E ele vai se sentir abandonado do mesmo jeito. Está com fome, mas não quer só comer; deseja carinho, contato físico, atenção. Ele quer a mãe; porém, por uma infinidade de outras coisas que igualmente estão acontecendo na vida dela naquele instante, naquele dia, essa necessidade não será devidamente suprida.

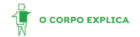 O CORPO EXPLICA

Você percebe a importância da expressão "devidamente atendida/suprida"? Como estamos falando de emagrecimento, memorize essa expressão. Talvez você tenha o traço de caráter oral elevado, então a memorize também no coração.

O traço de caráter oral pode ser visto como o oposto do traço de caráter esquizoide. O esquizoide não gosta de contato físico; o oral adora, precisa e busca isso constantemente. O esquizoide fala pouco; o oral, o máximo possível. O esquizoide ama lógica; o oral odeia. Um é frio; o outro, quente. O esquizoide quer que você o entenda; o oral, que você lhe dê atenção. O esquizoide vive no mundo "da cabeça"; o oral, no mundo "do peito". Um acredita no que pensa; o outro, no que sente. Enquanto o esquizoide tem pavor de ser rejeitado e, por essa razão, foge das pessoas, o oral teme ser abandonado, por isso gruda nelas. Se você ignorar um esquizoide, talvez ele nem note, pois é provável que nem esteja mesmo prestando atenção; em contrapartida, se você ignorar um oral, será o ápice do abandono para ele.

Vou começar a usar uma expressão trivial no mundo do OCE: "na dor". Por exemplo, é comum você ver um aluno, um analista ou até um seguidor do OCE dizendo algo como "meu oral tá na dor". Essa expressão significa que, naquele momento, aquele traço está revivendo e ressentindo sua dor básica de formação – lá no passado, na fase de mielinização – em alguma relação ou situação presente. "Na dor" é quando a pessoa ressente a dor; "no recurso" é quando ela conscientemente utiliza, explora e valoriza sua forma de ser e de funcionar. Um "esquizoide no recurso" escreve um livro louco sobre emagrecimento, e um "esquizoide na dor" esconde-se e guarda suas ideias com medo de serem repelidas pelas pessoas.

A dor do oral é a do abandono, e o abandono cria buraco e gera vazio. "Na dor", o oral vai tentar preencher esse vazio. Quando se trata do esquizoide, "na dor", ele vai manter a distância criada pela rejeição. A rejeição cria uma barreira que diz "não passe daí para cá; fique onde está". O abandono é diferente; não se trata do espaço que alguém estava dando a você, mas do espaço em você que alguém havia preenchido quando o acolheu, mas de repente foi embora e não está mais ali para atendê-lo. Como fica esse es-

Os traços de caráter

paço que estava ocupado? Fica vazio, cria-se um buraco. Guarde isso: o abandono gera um buraco no espaço antes ocupado.

E onde se localiza esse buraco, onde está esse vazio? Bem no meio do peito. Enquanto o esquizoide segura a cabeça – a parte que importa para ele – para pensar, onde o oral coloca a mão quando está triste? No peito. Um vive na imaginação; o outro, no sentimento. Mas há um porém muito importante aqui. O que se evidencia no corpo de uma criança enquanto o traço de caráter oral está se desenvolvendo? Com que parte do corpo ela se conecta com o mundo, que, nesse momento, é a mãe? Com a boca. Dói o peito no mundo emocional da criança, e ela usa o quê? A boca. Para gritar, mas nem sempre é compreendida ou vista por quem deveria compreendê-la, notá-la e atender à sua necessidade. Quando a necessidade principal não é devidamente atendida, como no exemplo da etiqueta na roupa incomodando, o que acontece? Ou a criança continua gritando no berço ou está com algo na boca que não resolve, mas agrada.

Talvez já tenhamos começado a desvendar o excesso de peso sem eu nem ter apresentado todos os traços de caracteres nem ter entrado na parte da prática desse conhecimento. Lembra-se de que falei que o padrão de funcionamento moldado no passado vai se repetir e ser utilizado no futuro? Não importa se a criança cresceu: ela vai usar o caminho mielinizado conhecido pelo sistema nervoso dela, o caminho seguro.

Hoje vai ocorrer do mesmo modo que ocorreu na fase de mielinização: se doer o peito, o oral vai usar a boca. Quer seja para gritar, quer seja para mamar. Abandono gera vazio, e o vazio precisa ser preenchido. Esse preenchimento vem quando ponho o vazio para fora ou tento colocar algo dentro dele. Mas o fato é: na dor, o oral vai usar a boca para uma coisa ou outra. Até porque esse foi um recurso físico que ele desenvolveu.

Recurso de vida – o superpoder do oral

O grande recurso do traço de caráter oral é a comunicação, o contato, a conexão e o acolhimento. O oral realmente quer as pessoas por perto, odeia ficar sozinho. De acordo com a lógica de seu sistema nervoso, quanto mais gente estiver por perto, mais garantia

105

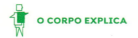

O CORPO EXPLICA

ele terá de não sentir a dor do abandono de novo, por isso ele se comunica e se conecta com as pessoas. Você conhece indivíduos com a voz aveludada, o olhar que se conecta e o sorriso que abraça? Indivíduos que falam com a alma? É isso mesmo, são pessoas com alto traço de caráter oral.

O oral tem uma capacidade gigantesca, e única, de comunicar sentimentos, de falar, de se expressar e de se expor – de ser visto. É claro que essa capacidade também se torna uma necessidade. Como em todos os traços, seus recursos são poderes que precisam ser utilizados.

Esse é o traço mais expressivo, mais puro, mais ingênuo e mais amoroso. O oral adora sorrir, gritar, chorar, muitas vezes tudo ao mesmo tempo e com muita intensidade e, por incrível que pareça, nem sempre com sentido ou, pelo menos, não de maneira que ele consiga ou queira explicar. Até porque o oral não é de explicar, é de sentir. Ele não explica, simplesmente demonstra. Quando o assunto é sentimento, ele não precisa entender, só sentir. Esse traço de caráter tem capacidade única de adivinhar o que o outro está sentindo.

O choro ajudava aquela criança que se sentia abandonada, e ficou programado em seu sistema nervoso. Então o oral, que dispõe de espaço para se manifestar e chorar, encontra um ambiente seguro para viver em seu recurso. O problema, frequentemente, é que aquela criança não sabia explicar o que estava acontecendo ou sentindo; ela tão somente colocava a boca no mundo, e alguém que a amava muito e se importava com ela tentava adivinhar o que era, pelo que ela estava passando ou de que estava precisando. Agora essa criança cresceu, e as pessoas que a amam não querem mais adivinhar o que está acontecendo com ela; muitas vezes, não querem nem se importar nem que ela fique "chorando" sem dizer o que está ocorrendo. A criança cresceu, mas a programação de seu sistema nervoso não mudou. É mais ou menos assim: "Dói o peito, uso a boca, e quem me ama me atende. Mas morro de medo de essa pessoa me abandonar, porque, quando isso acontece, aquele lugar fica vazio, aí dói o peito, e uso a boca de novo". Esse tem sido o *loop* da dor que tem feito muitas pessoas com traço de caráter oral não conseguirem

106

parar de usar a boca para tentar preencher o vazio que sentem no peito, colocando comida para dentro, sem poderem pôr o vazio para fora. E há uma parte mais à frente que explicará como cuidar desse traço lindo, porém sensível. Esse é o traço "mais infantil" de todos. É o traço do colo.

Antes de falar do formato físico que o sistema nervoso desse traço desenvolve como recurso para superar e evitar a dor do abandono, é fundamental você registrar outra característica marcante do traço de caráter oral, que é a intensidade. Esse é o traço mais intenso de todos. Como é muito sentimental, o oral vai querer sempre mais, tudo o que for possível para preencher ou evitar o vazio. Por isso, fala muito, sente muito, quer muito contato. Quando está feliz, está no céu; quando está triste, está no inferno. E ele é tão intenso que, com frequência, troca o céu pelo inferno várias vezes no mesmo dia, sem nem entender o motivo. A realidade é que o oral não é bom de entender; é bom de sentir. Para o oral, a vida funciona como sensação.

O formato do corpo do traço oral

Como moldar esse corpo para evitar o abandono? A resposta do sistema nervoso é: trazendo aspectos arredondados ao formato do corpo do traço de caráter oral. Por essa razão, o corpo vai ganhar aspectos infantis, arredondados e macios que transmitam uma imagem que gere vontade de abraçar e de ficar por perto. Enquanto a forma mais presente no formato físico do traço de caráter esquizoide é um retângulo, por causa dos aspectos alongados e longilíneos, o formato mais característico no corpo do traço de caráter oral é o círculo. O esquizoide é repleto de quinas, enquanto o oral é todo arredondadinho. Esse corpo ficou redondinho e fofinho não só para ganhar colo, mas para sobreviver no mundo em que o abandono é um risco de vida.

Lembra-se de que falei que o esquizoide não mieliniza muito a boca porque não pretende usá-la com frequência, por isso tem lábios finos, pálidos e sem vida? Pois bem, no caso do oral, essa região é mielinizada com força. O oral tem boca grande e lábios carnudos, com bastante brilho, muita vida. Costumo dizer que o oral mostra até os sisos quando sorri.

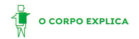

O CORPO EXPLICA

Outro fato muito evidente no traço de caráter oral são os olhos, que tendem a ser pequenos, fechadinhos, quase tristes, mas, ao mesmo tempo, quando olham para você, se conectam, atraem e tentam se aproximar. Perceba que, quando vou me referir à aparência do corpo, muitas vezes falo de formato, de formas geométricas, e, outras, falo de sensações que aquele formato transmite. Isso acontece por causa de como estruturamos a análise de cada parte do corpo para identificar a presença de cada traço. É importante compreender o formato e a sensação da parte visível, que é o corpo, para entender a parte invisível, que é a mente.

Duas coisas interessantes no formato do corpo do traço de caráter oral são os braços e as pernas mais curtas. O oral não quer alcançar de longe, quer ter por perto. Esse é um traço que não deseja sair correndo por aí, quer ser levado no colo. Enquanto estiver no colo, estará conectado. Por isso, desenvolve braços e pernas mais curtos, sobretudo as pernas. Tanto o esquizoide quanto o oral têm pouca energia e força nas pernas.

Quando se fala em emagrecimento, em especial para as mulheres, algumas características físicas do traço de caráter oral, necessárias à sua sobrevivência, quase sempre "jogam contra". Você reparou que, em vários momentos, utilizei a expressão "aspectos arredondados"? Esse formato não favorece o desafio de ter as curvas mais sensuais, como você verá no quinto traço de caráter, o rígido. O traço de caráter oral, como falei, é o mais infantil e, além das curvas mais arredondadas, outra característica física que o sistema nervoso desse traço moldou como recurso, que é um desafio a mais para as mulheres, é o aspecto mais "fofinho". Faz parte da composição física do traço de caráter oral ter musculatura menos densa, menos rígida, e pele mais macia. É essencial entender as características básicas de cada traço para respeitar a composição-padrão e os limites, ou a realidade, físicos de cada um deles.

E há dois tipos de oralidade que um corpo pode mostrar: o excesso e a falta. Basicamente, o oral do excesso não teve suas necessidades atendidas como se deveria; houve excesso de algo em sua boca quando tinha uma necessidade. O oral da falta é o contrário. Podemos dizer que um mamou demais, e não teve suas necessidades "devidamente atendidas", e o outro mamou de menos. Ambos terão os mesmos aspectos arredondados no corpo, mas o oral do excesso terá tendência a ter um corpo maior, mais "cheinho", porque está sempre tentando preencher o buraco no peito com excessos de atenção, contato, companhia, comida, bebida etc., em especial com o que vai para a boca. Quando está "na dor", a compulsividade se manifesta em forma da necessidade de excessos, combinada com a intensidade natural desse traço. Nessas horas, a boca não para, e nada é o bastante para preencher o vazio.

O oral da falta também terá aspecto mais arredondado, porém com aspecto de vazio, de "murchinho", que se esvaziou ou que não se encheu ainda. Diferentemente do oral do excesso, ele não terá tendência a um corpo grande e cheio; a predisposição é de que fique mais magro, mas uma magreza diferente da do esquizoide. O esquizoide é um magro desajustado repleto de quinas; o oral da falta é um magrinho fofinho, com aspectos arredondados.

Resumo do traço de caráter oral

- **Momento de formação:** amamentação, primeiro ano de vida;
- **Dor básica:** abandono, medo de se sentir abandonado;
- **Recurso de vida:** comunicação, conexão, sentimento;
- **Formato físico:** arredondado e macio, com aspectos infantis.

Exemplo de corpo oral:

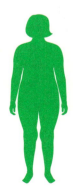

O oral em uma frase:
"Não há palavras para explicar o que sinto".

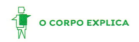

O CORPO EXPLICA

3) Traço de caráter psicopata

Calma, não estamos nos referindo àquele vilão de novela ou de filmes. Aqui, precisamos fazer um alinhamento importante antes de prosseguirmos. Apesar de "psicopata" também ser o termo utilizado para designar um distúrbio ou transtorno de uma patologia clínica; no mundo da análise corporal, é essencial separar uma coisa da outra. O fato de uma pessoa ter mais traço de caráter psicopata no corpo não quer dizer que tenha o distúrbio. Por isso, desassocie uma coisa da outra. Daqui em diante, vamos nos referir sempre ao traço de caráter, não ao distúrbio ou transtorno clínico.

Momento de formação

O traço de caráter psicopata se desenvolve entre 1 e 2 anos de idade, quando a criança começa a dar os primeiros passos e a interagir com mais intenção e intensidade com outras pessoas além dos pais. Nesse momento, a mielinização está concentrada na região torácica, no "meio" das costas. Nessa fase da vida, a criança começa a articular melhor a fala, o movimento dos braços fica mais seguro, e ela arrisca dar os primeiros passos mais firmes, mas ainda precisa de apoio e tem alguma dificuldade de se equilibrar sozinha. A criança não tem a mesma precisão motora nas pernas como tem nos braços, porque a mielinização na parte superior está mais avançada.

Nessa fase, a criança começa a ficar mais soltinha. Tenta articular a fala, faz gracinhas com as mãos e interage de maneira mais consciente e intencional com as pessoas à sua volta. Nesse momento da vida, o mundo dela se expande além da mãe. Essa é a época do "bilu-bilu", em que a criança começa a perceber que suas ações geram reações e respostas nos adultos. Ou seja, ela percebe que, muitas vezes, chama mais atenção e gera mais impacto pelo que faz que por ser quem é. Quando faz alguma coisa, algo acontece em resposta. Memorize isso, pois é uma informação essencial para compreender o modo de funcionamento desse traço.

Dor básica

Quando um bebê nasce em uma família, chama a atenção por existir, por estar ali. Não importa se é bonito, engraçado, ou se faz algo diferente. Sua simples existência é motivo de alegria e gratidão. Na fase da mielinização da psicopatia, a criança está vivenciando uma relação diferente com o mundo. É a fase em que parece que existir não é suficiente. Até porque as pessoas se acostumaram com ela ali; ela está deixando de ser bebê, uma novidade. Nessa fase, os pais começam a "exibir" a criança de outro modo. Não mais pela existência, mas pelas atitudes. A criança passa a ser vista pelo que faz, sobretudo por estar mais graciosa, interagindo mais e aprendendo coisas novas.

Os pais, orgulhosos e felizes com o desenvolvimento do filho, querem mostrar aos outros o que ele sabe fazer. Quando chega um parente ou um amigo da família, os pais correm para mostrar a eles o barulhinho novo que o filho faz, o charminho com os olhos, qualquer coisa que possa agradar a todos.

É óbvio que todo mundo está apenas curtindo a evolução da criança e desfrutando de seu novo jeito de interagir, mas a criança não percebe assim. O que ela percebe é que quando faz algo e agrada, tem mais valor. É como se somente existir não fosse o bastante, e ela tivesse sempre que fazer algo para agradar.

Se fizer o charminho solicitado pelos pais, ganhará a atenção de todos e será disputada. Em contrapartida, se não o fizer, talvez até volte para o berço como se estivesse com defeito ou não tivesse utilidade.

É nesse instante que o traço de caráter psicopata percebe que, no mundo, as pessoas têm sempre um interesse. Memorize bem essa palavra, pois ela é a lente com a qual o psicopata olha o mundo e as pessoas. E é essa percepção que revela a dor que molda o traço de caráter psicopata. Ele se sente manipulado por perceber ou sentir que tem mais valor, ou só tem valor, quando faz o que as pessoas esperam que ele faça.

O sistema nervoso da criança entende e registra que se não fizer o que as pessoas querem, não terá o amor, a atenção e o carinho de que precisa. Existir não será suficiente se ela não fizer nada em troca, daí vem a dor básica desse traço de caráter: a dor da manipulação. A sensação de ser ou de se sentir usado; de que só terá o que quer se fizer algo em troca; de que precisa satisfazer a vontade dos pais para receber o amor, o carinho e a atenção que

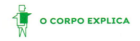

O CORPO EXPLICA

deseja e espera deles; de que, por vezes, pode ser que nem mesmo fazendo o que os outros esperam, terá aquilo que deseja.

É daí que surge o entendimento do traço de caráter psicopata de que não existe almoço grátis. Ele sabe que, no fundo, todo mundo tem algum interesse, mesmo quando o assunto são sentimentos, os quais, em teoria, não deveriam custar nada. No entanto ele sabe que precisou fazer muita coisa, que precisou pagar um preço para ser visto, notado e amado. É daí que vem a dificuldade dos psicopatas em confiar.

O psicopata não entra em uma relação sem saber quanto ela vai custar ou o que o outro lado quer. Evita "faturas emocionais" e odeia ser cobrado em nome do amor, pois se sente em um balcão de negociações, como foi na fase da infância, quando precisava pagar pelo amor, pela atenção ou pelo carinho, fazendo coisas que agradassem aos interesses dos outros.

Quem tem muito desse traço já deve ter se identificado com o que estou dizendo. Quem tem pouco vai entender que, para uma criança que quer, e muitas vezes precisa, de colo, carinho, espaço ou um abraço, dói muito ter que fazer uma gracinha ou algo que alguém queira para conseguir o que a pessoa tem a oferecer. Quando criança, frequentemente, esse preço é cobrado de maneira explícita, o que, muitas vezes, se repete na fase adulta. Essas trocas são expressadas com frases como: "Minha filha, você não pode fazer isso por mim? Pensei que me amasse".

Chamamos essas cobranças indevidas de "faturas emocionais", as quais reforçam, e muito, a dor básica desse traço, pois apelam para os sentimentos e para a sensação de dívida, e os psicopatas não gostam de dever nem de serem cobrados por algo que aparentemente não deveria ter preço.

A dor do traço de caráter psicopata faz o indivíduo ser frio e ocultar seus sentimentos. É como se ele preferisse esconder seus sentimentos para diminuir as chances de alguém tentar negociar com ele. Para ele, negociar com sentimentos significa que estão tentando manipulá-lo em troca de amor.

Recurso de vida – o superpoder do traço psicopata

Como sobreviver em um mundo em que as pessoas têm interesses? A resposta do traço de caráter psicopata para desenvolver seu recurso de vida foi simples: negociando! O grande recurso de vida do traço de caráter psicopata é a capacidade de entender os interesses das pessoas, e atendê-los, com habilidade ímpar de articulação e negociação.

Pessoas que têm percentual elevado desse traço são observadoras, analíticas, possuem olhar estratégico e são naturalmente persuasivas. Entendem que podem conseguir o que quiserem com base em trocas, acordos e negociações e procuram caminhos para obter aquilo que desejam, atendendo aos desejos conscientes ou inconscientes dos outros.

O traço de caráter psicopata parte da premissa de que todos querem algo em troca, embora a maioria esconda esse fato. O que ele faz (e muito bem) é descobrir o que as pessoas querem em troca e oferece isso a elas de alguma maneira. Por essa razão, pessoas com muito desse traço de caráter são ótimas negociadoras e excelentes líderes. E essa é uma posição que o traço de caráter psicopata adora: liderança, domínio e poder. Quanto mais estiver no controle da relação e da negociação, menor será a chance de ser ou se sentir usado ou manipulado.

O raciocínio desse traço de caráter é rápido e estratégico. Ele não é tão criativo nem imaginativo quanto o esquizoide, mas é veloz em encontrar um modo de fazer que tudo e todos trabalhem para que seus planos se realizem. Como esse traço esconde os sentimentos para diminuir as chances de cair em armadilhas sentimentais e ter que assumir faturas emocionais com pessoas que o amam ou as quais ele ama, sua frieza em criar planos e em encontrar soluções práticas em momentos tensos faz que se destaque e ache caminhos, enquanto os outros estão chorando ou sofrendo.

Apesar de a frieza visível fazer parecer que esse traço não se importa com os outros, esse é um dos traços mais justos, em especial quando está "no recurso". O traço de caráter psicopata vai sempre trabalhar para que cada lado saia ganhando. Ele invariavelmente encontra uma forma de atender aos desejos de todos, sobretudo quando todos estão trabalhando para algum plano ou interesse particular dele. Esse é um traço que não gosta muito de perder, mas sabe pensar a longo prazo e está disposto a perder aqui para ganhar ali. Na cabeça dele, a conta precisa fechar, e ele estará disposto a manter relações úteis e justas.

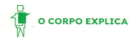
O CORPO EXPLICA

No OCE, buscamos sempre ajudar as pessoas a se livrarem da dependência emocional e da falta de ambição. Nesses dois aspectos, esse traço leva certa vantagem, justamente pela frieza e praticidade. Isso não quer dizer que ele não se envolva em relações por dependência emocional. Pode acontecer, mas a probabilidade é baixa, por ele entender que talvez essa fatura emocional esteja custando muito. Também pode acontecer de vermos um "psicopata castrado", que tem medo de ter algum sucesso, mas, via de regra, esse é um traço naturalmente ambicioso. Pessoas com alto percentual desse traço querem estar no topo. No mundo dos negócios, esse é um traço bem presente na mente e no formato do corpo de profissionais de sucesso.

O formato do corpo do traço psicopata

Como você já sabe, cada traço de caráter tem um formato mais evidente. O esquizoide é representado por um retângulo em pé, por causa dos aspectos alongados. O oral, por um círculo, em razão dos aspectos arredondados. Já o psicopata é representado por um triângulo invertido, com a parte superior do corpo maior que a inferior. Esse aspecto triangular se desenvolve desse modo pelo fato de a mielinização estar na metade do processo, bem no meio, na região da coluna torácica, onde a parte de cima está mais avançada, por isso a criança tem muito mais consciência e controle dessa região que da parte de baixo.

Para sobreviver em um mundo sem ser ou se sentir manipulado, o sistema nervoso do traço de caráter psicopata molda o corpo de modo que ele possa parecer mais poderoso e intimidador, para tentar garantir o domínio do ambiente e das relações. Para atender a esse objetivo, esse formato em "V" vai se manter por todo o corpo, desde rosto, no qual a parte superior será mais larga que a inferior, deixando o queixo pontudo, passando pelo tronco, com ombros muito mais largos que o quadril, fazendo o tronco parecer maior, mais largo e imponente, até o quadril e as pernas. Pessoas com percentual muito elevado desse traço de caráter têm o corpo semelhante a um funil. Esse aspecto maior na parte superior passa a impressão de que o indivíduo está "se exibindo" ou "indo para cima" o tempo todo.

Outras características reforçam essa imagem e percepção de intimidação e poder. O olhar do traço de caráter psicopata conecta-se muito com as pessoas, porém de maneira avaliadora. Estou falando de um olhar penetrante, crítico e julgador que transmite a sensação de estar lendo a pessoa por inteiro e de estar atento a todos os seus movimentos, tentando descobrir qual é sua intenção e seu interesse, ao mesmo tempo que tenta esconder ou proteger as próprias intenções, até que seja seguro revelá-las. Outra característica física típica do traço de caráter psicopata é o sorriso torto, com um lado que se abre e se mostra mais que o outro.

Como a parte superior do corpo se desenvolve mais, é comum afirmar que os psicopatas não têm pernas. Eles vivem articulando-se e envolvendo as pessoas com os braços, como em um abraço, para que façam o que ele precisa que seja feito, enquanto literalmente orquestra tudo com esses membros e as mãos. Aparecer e dominar são uma necessidade e uma habilidade do psicopata, e seu corpo é moldado para facilitar esse desafio. Quando o assunto é excesso de peso, esse é um traço que busca, o tempo todo, a utilidade de tudo na vida e, se alguns quilos a mais puderem colaborar com o desafio de ser visto e se impor, ele vai aproveitar.

Resumo do traço de caráter psicopata

- **Momento de formação:** primeiros passos, 1 a 2 anos de vida;
- **Dor básica:** manipulação, medo de se sentir usado;
- **Recurso de vida:** articular, negociar e persuadir;
- **Formato físico:** triângulo invertido, formas mais largas em cima e mais estreitas embaixo.

Exemplo de corpo psicopata:

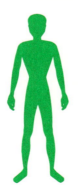

O psicopata em uma frase:
"Não existe almoço grátis".

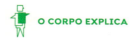

4) Traço de caráter masoquista

Do mesmo modo que fizemos com o traço de caráter psicopata, vamos reforçar o alinhamento de que a denominação do traço de caráter masoquista não indica distúrbios nem condições clínicas.

Momento de formação

O traço de caráter masoquista se desenvolve entre os 2 e os 3,5 anos de idade, quando a criança passa pelo desfralde. Nesse momento, a mielinização chega à região da coluna sacral e, além de mais firmeza e segurança nas pernas, a criança também desenvolve a sensibilidade e o controle do esfíncter – musculatura que permite segurar o xixi e o cocô.

Essa é uma fase em que a criança tem um pouco mais de desenvoltura nas relações com as pessoas e demonstra um pouco mais de autonomia, o que naturalmente faz os adultos esperarem mais dela. A criança já anda, fala, manifesta com clareza e intensidade suas vontades e consegue entender bem a expectativa dos outros – esse é o ponto-chave do traço de caráter masoquista.

Apesar de estar com a movimentação, a fala, o entendimento e a interação bem mais avançados com as pessoas e o ambiente em que está inserida, a criança não está pronta o suficiente para muitas coisas, por exemplo, para segurar o xixi e o cocô, e ela não compreende isso, assim como os adultos.

A mielinização da região do esfíncter não está pronta, por isso o sistema nervoso não consegue proporcionar à criança a sensibilidade de perceber quando quer fazer xixi ou cocô, nem o controle para segurar as necessidades fisiológicas até ir ao banheiro; por essa razão, ela, sem perceber, deixa escapar a urina ou as fezes e faz na roupa.

Dor básica

Quando a criança era um bebê de colo que não sabia falar nem entendia o que as pessoas diziam ou ensinavam a ela, era "normal" fazer cocô na roupa, e quem estava por perto já estava pronto para trocar as fraldas sem questionar ou se decepcionar com a criança. O problema é que, quando a criança cresce um pouco,

Os traços de caráter

aprende a falar, entende o que os outros dizem e o que é ensinado a ela, cria-se uma expectativa, e isso muda todo o contexto.

Apesar de compreender claramente a explicação de que "o lugar de fazer cocô e xixi é no penico" e o comando "avise à mamãe quando quiser fazer cocô ou xixi", a criança ainda não tem controle muscular do esfíncter. Além disso, não consegue dar o sinal de alerta aos pais de que precisa ir ao banheiro porque nem ela ainda o recebe do próprio sistema nervoso, por ele não ter se mielinizado o bastante para lhe dar a sensibilidade necessária para entender que vai fazer xixi ou cocô.

O problema é que ninguém sabe que a criança, apesar de entender o direcionamento dos pais e até se comprometer com eles, não tem capacidade de avisar quando precisa ir ao banheiro ou de segurar as necessidades fisiológicas. Por desconhecimento dos adultos, cria-se uma expectativa sobre a criança, a qual, quando não é atendida, decepciona uma parte (a dos adultos) e frustra a outra (a da criança). Todavia esse ainda não é o ápice do que, de fato, é a dor básica do traço de caráter masoquista. Quem se frustra pode até esconder a frustração, mas quem se decepciona nem sempre consegue esconder a decepção e, quando esse sentimento é revelado, a parte frustrada se sente envergonhada e humilhada.

Quando a criança faz cocô na fralda e leva uma bronca, ou recebe alguma cobrança do tipo: "Já avisei para me chamar quando quiser fazer cocô", sente-se humilhada por ver sua incapacidade e falha expostas. Essa sensação é elevada ao extremo quando a criança percebe que decepcionou alguém importante para ela. Para piorar, vai se sentir muito mal por saber que errou, mas não saber qual foi o erro e o que poderá fazer para não cometê-lo de novo. Afinal, ela nem sabe como fez aquilo; simplesmente saiu do corpo dela.

Errar não é agradável; errar sem ter conhecimento do erro é pior; errar com quem o ama e espera que você acerte é muito pior. E ser cobrado pelo erro cometido com alguém tão especial que esperava que você acertasse é humilhante, ainda mais quando há outras pessoas por perto. Essa é a dor do traço de caráter masoquista que, para completar, também é um traço muito

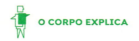 O CORPO EXPLICA

sentimental, e essa intensidade de sentimentos faz com que ele se sinta humilhado por ter decepcionado e pelo peso da cobrança, além de por ter sido exposto.

Aqui podemos ligar mais um ponto; quando falha, ele se frustra e se conecta com o sentimento da pessoa que decepcionou. Com isso, fica fácil compreender como tudo pode ficar muito pesado, de repente. Há o peso do erro, da frustração de ter falhado com alguém importante, de ter sido cobrado e exposto e, ainda, de se sentir responsável por tudo o que o outro está sentindo por causa do erro dele. É muito pesado! No meio disso tudo, há uma relação acontecendo e uma vontade de agradar, de acertar, de ser aceito, e a dúvida: como viver em um mundo em que as pessoas que você mais ama esperam coisas que talvez você não seja capaz de fazer? O que fazer para não falhar, não decepcionar as pessoas e não ser ou se sentir humilhado?

Recurso de vida – o superpoder do traço masoquista

O sistema nervoso do traço de caráter masoquista vai moldar o corpo e a mente dele para evitar que a decepção, a humilhação e a culpa se repitam. Para isso, será necessária muita atenção aos detalhes, à resiliência e à força, tanto física quanto emocional. O principal recurso do traço de caráter masoquista é a capacidade de suportar coisas difíceis e lidar com elas. Apesar de ser um traço bastante sentimental, o masoquista vai misturar pensamento e ação ao seu padrão de funcionamento. Esse é o traço que se programa para não errar, por isso gosta de repetição, segurança e cautela. O masoquista adora script e método, tanto para criar quanto para executar. É assim que ele pensa e se planeja para evitar que as coisas deem errado. Ele sempre seguirá o caminho mais seguro, evitando "fazer merda", decepcionar os outros ou ser e se sentir humilhado.

Pela força física e emocional, lealdade é a palavra desse traço. O que, em muitos casos, pode ser bastante útil e importante para uma relação, muitas vezes pode ser um problema para a pessoa que está sempre oferecendo lealdade aos outros para guardar seus segredos e suportar seus problemas. Quando o assunto é excesso de peso, esse é o traço que mais facilmente vira privada ou cofre emocional dos outros, exatamente pela capacidade de se conectar e de se importar com os sentimentos das pessoas, aliada à discrição e à capacidade de guardar, carregar e suportar coisas difíceis.

Por ter padrão forte, porém metódico, pela necessidade de ter certeza de que as coisas não darão errado, o traço de caráter masoquista é resiliente, mas lento. Para ele, chegar ao fim sempre é mais importante que chegar rápido e correr o risco de errar ou fazer besteira. Por essa razão, improviso não faz parte de seu padrão de funcionamento, assim como mudanças.

Um dos maiores erros que as pessoas cometem com esse traço de caráter é exigir-lhe velocidade. O traço de caráter masoquista só funciona rápido quando está repetindo um método conhecido, testado e, de preferência, desenvolvido por ele mesmo. Fora da zona de segurança, ele trava, e isso, para ele, é o mais sensato a fazer. Ele sabe que todas as vezes que tenta fazer algo para o qual não está preparado, mas insiste porque terceiros esperam que o faça, acaba fazendo merda, o outro se decepciona, e ele se sente culpado e humilhado.

A beleza desse traço é a consistência, o equilíbrio e a resiliência. Nada relevante no mundo foi feito sem a contribuição do masoquista. Esse é um traço que geralmente se destaca nos bastidores. Quer que algo dê certo? Deixe nas mãos de um masoquista, se ele estiver vivenciando os recursos e as habilidades desse traço. Agora, se ele estiver carregando o peso dos problemas dos outros, obrigando-se a fazer isso pela ligação sentimental que os une, é melhor sair de perto. Há uma grande diferença entre conviver com alguém bom em evitar problemas e um que sente que só faz besteira.

Emocionalmente, o traço de caráter masoquista vive, de certo modo, como uma verdadeira panela de pressão, e a última coisa que se espera é que essa panela exploda. Com o traço de caráter masoquista não é diferente.

O formato do corpo do traço masoquista

O corpo do traço de caráter masoquista é moldado para ser forte e suportar peso, tensão e pressão; um verdadeiro "tanque de

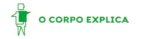
O CORPO EXPLICA

guerra": forte, robusto e firme. A característica mais marcante do corpo do traço masoquista são as formas mais quadradas.

A cabeça terá formato mais quadrado, tanto vista de frente quanto de perfil. A pele do rosto será mais dura e densa em alguns pontos, e é comum o masoquista parecer mais velho do que realmente é ou ter feição "carrancuda".

O masoquista apresenta olhar mais carregado, as pálpebras pesadas e caídas. As olheiras têm aspecto de bolsas, diferentemente das do esquizoide, do tipo fundas e escuras. O olhar pode dar a sensação de estar com medo, assustado, cansado ou querendo recuar. São um olho e um olhar de pouco brilho.

O masoquista apresenta certa tensão nos lábios e no maxilar, como se estivesse se contendo para não falar algo ou guardando um segredo. Por causa da tensão nessa região, os dentes tendem a ser desalinhados ou encavalados, e o sorriso, a ser mais contido e discreto.

O tronco será mais reto nas laterais, não acinturado. Quando o masoquista está acima do peso, tende a desenvolver barriga arredondada, mas dura e firme, que não "cai", ao contrário da barriga do oral, "de avental", que cai quadril abaixo. A barriga do masoquista se parece com a tradicional "barriga de chope" ou de mulher grávida.

Os ombros transmitem a sensação de peso e musculatura tensa ou dura, como se estivessem carregando uma mochila pesada, com uma espécie de "calombo" nas costas. O masoquista tem costas largas e "casca grossa" para suportar o peso e as porradas. Os braços são grossos e firmes, com musculatura forte, densa e tensa.

O quadril do masoquista tem uma característica interessante. Como a criança precisou segurar o xixi e o cocô, mas ainda não tinha controle do esfíncter, usou a musculatura das nádegas para "trancar o bumbum", por isso o quadril do masoquista tem aspecto denso e mais travado. Para mulheres com o traço de caráter masoquista muito elevado, a referência e a obrigação de ter o bumbum arrebitado de capas de revista e das influenciadoras digitais vira um verdadeiro pesadelo. Afinal, a influencer digital de bumbum arrebitado não precisou segurar o cocô.

As pernas do masoquista também são firmes e grossas. As coxas e as panturrilhas têm espessura parecida, dando a sensação de pernas semelhantes a troncos de árvore. São pernas que não transmitem a impressão de estarem prontas para "correrem dali" o mais rápido possível, mas, sim, dispostas a "ficarem ali" pelo tempo necessário.

Você percebe que esse corpo foi moldado para suportar a pressão, fazer força e se segurar ao máximo? Por padrão, pessoas com mais traço masoquista têm perfil corporal um pouco mais largo e robusto, então não faz sentido, e não é justo esperar nem exigir, que esse traço tenha corpo mais magro e pequeno, como o de um esquizoide, mesmo que perca bastante peso.

Resumo do traço de caráter masoquista

- **Momento de formação:** desfralde e caminhar sem apoio, 2 a 3,5 anos de vida;
- **Dor básica:** humilhação, medo de se sentir humilhado, julgado e criticado;
- **Recurso de vida:** força física e resiliência, criar processos e métodos, oferecer estrutura e segurança;
- **Formato físico:** formato mais quadrados pelo corpo, musculatura densa e firme, sensação carregada nos olhos e de tensão na boca.

Exemplo de corpo masoquista:

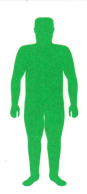

O masoquista em uma frase:
"O seguro morreu de velho".

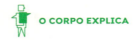

5) Traço de caráter rígido

Momento de formação

O traço de caráter rígido se forma entre os 3,5 e 5,5 anos de idade, na descoberta, ou surgimento, da sexualidade. Nesse momento, a mielinização está na parte final da medula, mielinizando novas sensações para a genitália da criança. Uma região do corpo que já existia e tinha outra função, de repente apresenta uma sensação nova quando a criança a toca. Gosto de chamar a ocasião, carinhosamente, de "choquinho mágico".

Nesse momento, a criança percebe algo novo no mundo. Em geral, as pessoas vivem em pares, e estes se relacionam de um jeito diferente, mais próximo e mais íntimo que os grupos de amigos. A percepção da criança é que todo mundo tem um par, menos ela, e agora o corpo dela está funcionando de modo diferente.

Se você pensar bem, de certa forma, é até inteligente a busca por um par, pelo fato de a criança entender que esse é um padrão de funcionamento do mundo e uma necessidade dela. Assim, o caminho mais rápido, fácil e seguro é buscar um par em alguém conhecido, confiável e importante.

Dor básica

Na busca por um par, como os adultos, a criança se aproxima mais do genitor do sexo oposto ou da figura representada por esse genitor. Esse é o instante em que a menina vira a princesa do papai, e o menino, o príncipe da mamãe. Mas há um detalhe: esse par potencial não está disponível.

A menina passou o dia esperando o príncipe encantado chegar do trabalho. Ele chegou, chamou-a de princesa, brincou com ela e a deixou feliz, mas, na hora de dormir, ele lhe deu um beijinho de boa-noite e foi se deitar com a mamãe, e ela sobrou na relação. O mesmo acontece com o menino que se sente trocado pelo papai no fim do dia e tem que se contentar com um beijinho de boa-noite.

É nesse instante que o traço de caráter rígido se vê diante de sua dor básica: sente-se traído pelo potencial par e excluído do triângulo. Sente que perdeu, que não foi perfeito ou bom o bastante para ser a melhor opção do potencial par.

Por esse motivo, o traço de caráter rígido tem muita dificuldade de confiar e se entregar, por medo de não ser bom o suficiente, de não ser a melhor opção e acabar sendo trocado, excluído ou traído. Isso faz esse traço de caráter desenvolver grande tendência a viver se dividindo, criando planos B, C e até D para nunca ficar sem opção.

Essa é uma palavra pesada para esse traço de caráter: opção. Ele está sempre analisando quais são as outras opções de pessoas e de relações em que se envolvem, quer sejam afetivas ou profissionais. Escolher, para esse traço de caráter, é um desafio imenso; afinal, apostar tudo em uma única opção aumenta o risco de ser trocado ou traído, por isso o rígido tenta se proteger tanto de se entregar e confiar nos outros.

Por falar em dificuldade de se entregar, se você voltar algumas linhas, para o primeiro par potencial, o primeiro grande amor do traço de caráter rígido, entenderá que, muitas vezes, a dificuldade de se entregar a um grande amor vem do fato de a mulher, mesmo solteira, não estar disponível, por estar "emocionalmente casada" com o pai. O mesmo ocorre com homens que não se entregam de verdade para suas parceiras, por ainda estarem vivenciando aquela conexão primária com a mãe. São adultos que nunca entram de corpo e alma em uma relação, tanto profissional quanto afetiva.

Para o traço de caráter rígido, entregar-se de corpo e alma é um desafio e tanto. Muitas vezes, a entrega "de corpo" até acontece, mas não a "de alma". É que o coração já tem dono, entende? É do papai ou da mamãe. Se outra pessoa quiser, terá que se contentar com o corpo. E quando o pai(mãe) morre e o menino(a) assume, oficialmente, o posto de "amorzinho da mamãe(papai)"? Pior que isso são os casos em que, mesmo vivos, o pai ou a mãe são substituídos pelo príncipe ou pela princesa. São aquelas famílias em que o pai liga para a filha, antes de para a mãe, para contar, por exemplo, que comprou um carro. São inúmeras as histórias de corpo disponível e coração ocupado pelo papai ou pela mamãe.

Por falar em pais falecidos, é comum a pergunta: "Mas e quando os filhos não conheceram o pai ou a mãe?". Em caso de ausência, a criança vai se conectar com a história do genitor faltante na vida dela. Quando o pai ou a mãe não estão presentes ou não

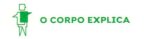

participam, por algum motivo, da vida da criança nessa fase, a história sobre eles permanece viva e, muitas vezes, é contada de várias formas.

Quanto maior for a sensação de traição ou exclusão do traço de caráter rígido, mais dividida, desconfiada e insegura a pessoa será. Como resultado, vemos pessoas divididas entre opções de carreira, o marido e o pai, a mulher e a mãe, projetos e planos. Sempre com muita dificuldade para tomar decisões e escolher apenas uma opção. Apostar tudo em uma única alternativa aciona o alarme do sistema nervoso do traço de caráter rígido, fazendo-o relembrar que, lá atrás, quando se entregou por inteiro, ele foi traído, trocado ou excluído por quem mais amava, em quem mais confiava e de quem mais esperava atenção e amor.

Situações, ambientes e relações que fazem a pessoa rígida se sentir comparada, substituída, excluída, ou que corre o risco de qualquer dessas opções acontecer, podem fazê-la reviver as dores desse traço e adotar postura extremamente possessiva e competitiva, ou ficar insegura e "murchar", ou abandonar o que tenha disparado esse gatilho.

Recurso de vida – o superpoder do traço rígido

"Nunca mais vou perder", foi isso que o rígido disse a si mesmo durante o processo de mielinização, e seu sistema nervoso se encarregou de programar a mente e o corpo para vencer. Para o rígido, ser a segunda opção é um risco muito alto, e perder dói demais. Como evitar isso? Desenvolvendo a capacidade incrível de competir, com um recurso especial: a agilidade.

O traço de caráter rígido é extremamente competitivo e ágil. E a busca pela perfeição é algo natural para ele, que sempre buscará ser o melhor, o mais rápido e o mais perfeito possível. Esse é um traço comum entre artistas e atletas.

A frase "o importante é competir" com certeza não foi dita por alguém com elevado traço de caráter rígido. Quer que algo seja feito de forma rápida e bem-feita? Esse é o traço de caráter certo para fazer a tarefa, mas há um porém: um dos maiores desafios desse traço de caráter é não deixar a busca pela perfeição se elevar demais e o medo extremo de ser trocado, traído e excluído fazer que prefira não entrar em campo para não correr o risco de não ser o melhor e não atingir a perfeição.

Como esse traço se desenvolve em um momento em que o corpo está dando um grande salto hormonal e durante o surgimento da sexualidade, seu sistema nervoso produz, tanto na mente quanto no corpo, a capacidade ímpar de impressionar, seduzir e conquistar. Brilhar é com ele mesmo. O palco e os lugares de destaque, na vida e nos negócios, são um ambiente superconfortável para esse traço de caráter, em especial quando ele sabe que é bom e não tem medo de ser traído, substituído ou excluído. Se perder dói muito, vencer é a paixão desse traço de caráter.

O formato do corpo do traço rígido

O corpo do traço de caráter rígido é formado e moldado para seduzir, conquistar e se destacar. Quando dizemos que os rígidos foram feitos para brilhar, estamos falando sério.

Durante a fase de formação desse traço, como modo de ganhar a disputa no triângulo amoroso com os pais e ser escolhido, o sistema nervoso molda o corpo do rígido com formatos mais simétricos e proporcionais, tônus muscular mais atlético e feições que lhe confiram mais poder de sedução e atração.

O rosto do rígido tem formato harmonioso e simétrico; é o rosto atraente e naturalmente tido como bonito pelo padrão da mídia. Os olhos são bem desenhados, acompanhados de olhar sedutor e charmoso, com leve ar de superioridade. Os lábios do rígido são carnudos, corados e bem desenhados, e a boca possui dentes bem alinhados.

O corpo do rígido também tem curvas simétricas, bem desenhadas, músculos bem definidos. O tronco é acinturado; o quadril, mais largo, volumoso e empinado; e as pernas são proporcionais e atléticas, feitas para correr rápido. É um corpo moldado para conquistar, logo de cara, pela aparência e performance física.

Enquanto o esquizoide tem a mielinização concentrada na cabeça, onde se encontra o cérebro, o rígido terá uma mielinização muito intensa no corpo; portanto, consciência corporal e desempenho motor e muscular são características e recursos físicos desse traço de caráter. Quanto mais alto for o percentual de traço de

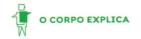 **O CORPO EXPLICA**

caráter rígido de uma pessoa, mais facilidade ela terá para ver os resultados do exercício físico.

Pelo fato de esse traço de caráter se mielinizar no surgimento da sexualidade e de a explosão hormonal ser bem explorada pelo sistema nervoso para moldar o seu corpo de modo mais atraente, o sex appeal desse traço de caráter é bem elevado. A energia sexual é bastante visível e latente nesse corpo, o que faz que, muitas vezes, pessoas muito bonitas, em especial as mulheres, tenham dificuldade de se exibir. Um simples bom-dia pode ser confundido, e quase sempre é, com algum sinal de interesse ou sedução.

Um indício de que o traço está ressentindo sua dor básica de formação é o excesso de peso, algo frequentemente usado para proteger ou esconder um pouco desse sex appeal. Em "situação normal", vivendo "no recurso", alguém com esse traço de caráter muito elevado apreciará ter e exibir um corpo belo e bem cuidado, sem ter que lutar contra o magnetismo natural que o traço acarreta.

Resumo do traço de caráter rígido

- **Momento de formação**: surgimento da sexualidade, 3,5 a 5,5 anos de vida;
- **Dor básica:** traição, exclusão e troca;
- **Recurso de vida:** agilidade, velocidade, excelência no que faz;
- **Formato físico:** formatos mais simétricos e bem proporcionais, aspectos harmônicos e bem delineados.

Exemplo de corpo rígido:

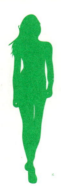

**O rígido em uma frase:
"Perder não é uma opção!"**

Os traços de caráter

Graziella

A história da Graziella é emocionante. Ela nos procurou aos 34 anos, relatando que sempre foi muito reprimida e ao longo da vida foi se proibindo de colocar os sentimentos para fora. Quando era criança, ela sofreu um abuso sexual e nunca tinha contado a ninguém, e engolir tudo isso com 35% de traço oral é um grande sofrimento.

Além de 35% de oralidade, ela tem 20% de traço rígido e 20% de traço masoquista, ou seja, fazer as coisas do jeito certo e ser a melhor é de alta importância para ela. O medo de errar está sempre à espreita. Esses dois traços passavam o tempo todo com a mão na boca do oral, impedindo que ela "estragasse tudo": "não chora", "não fala", "não seja dramática", "não incomode as pessoas". No trabalho, o ambiente era desfavorável aos seus traços. Não existia um ambiente sequer que a deixasse ser quem era no recurso, era apenas dor.

Ela conta que depois que teve coragem de denunciar seu agressor e contar tudo para a família, e depois que pediu demissão do trabalho e saiu daquele ambiente tóxico, os traços foram retirados da dor. A oral que predominava ali finalmente podia chorar, podia falar livremente, não estava mais sufocada pelas exigências da rígida e da masoquista. Em três meses, ela emagreceu 5 quilos apenas cuidando dos traços de caráter, sem fazer dieta nem exercícios físicos. O que ela precisava era se colocar no recurso, como a maioria de nós.

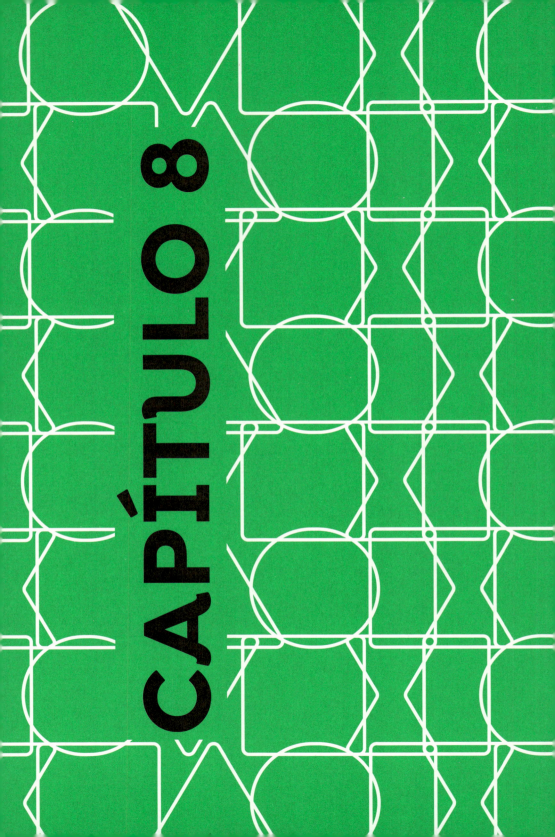

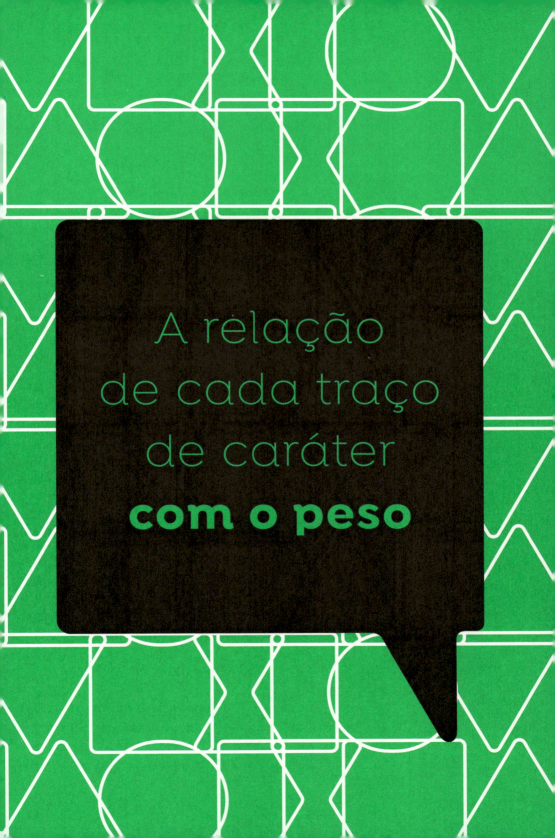

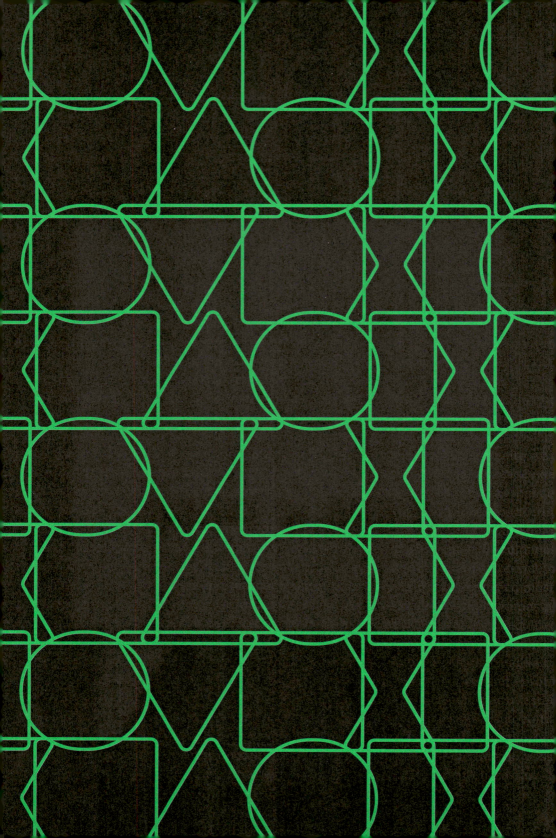

Agora que os traços de caráter já foram apresentados, talvez você tenha se identificado mais com alguns, menos com outros, ou um pouco com cada um deles. Nesse momento, é comum as pessoas perguntarem: mas qual é o meu traço ou qual é o meu perfil?

Como todos nós passamos pelas cinco etapas, todos temos um pouco de cada traço. Somos uma combinação de todos eles. Durante cada etapa de formação, nosso sistema nervoso registra cada uma das dores e dos traumas de cada traço de caráter, de acordo com o nível de intensidade com que foram sentidos ou percebidos. Quanto mais intensa uma dor ou um trauma, mais o sistema nervoso entenderá que lidar com ela será determinante para nossa sobrevivência e moldará características e recursos que nos auxiliem nesse processo.

Como cada um de nós tem uma história de vida, teremos mielinizado, no corpo e na mente, um reflexo da intensidade de cada dor básica que vivenciamos e dos recursos equivalentes a cada uma dessas dores. É assim que o corpo explica a mente e revela a história por trás de cada indivíduo. Um analista corporal certificado, com olhar bem treinado, saberá, só de observar o corpo de uma pessoa, como foram os primeiros anos de vida dela, a quais dores ela é mais sensível e quais são os maiores recursos que ela possui para sobreviver no mundo.

Ao ler as descrições de cada traço de caráter, talvez você já tenha noção de com quais traços se identifica e terá mais

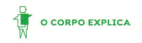
O CORPO EXPLICA

características, até pela história de vida e pelo formato do seu corpo, e com quais se identifica menos e terá, consequentemente, menos características.

Apesar de isso já oferecer um norte e um pouco de clareza para conhecer melhor como você funciona, ainda é um norte impreciso, com grande margem de erro. Seu olhar ainda não está treinado para identificar e medir quanto de cada traço há em seu corpo, e você provavelmente ficará enviesado por seu comportamento, tentando definir seus traços pelo seu modo de funcionar.

Mas deixe-me lhe contar uma coisa: quando um traço passa muito tempo "na dor", vivendo em um ambiente que o inibe, o desencoraja e até pune seu jeito de ser e existir, seus recursos e comportamentos podem ficar "adormecidos" ou "anestesiados".

Aí mora o perigo de fazer a análise com base no comportamento, não no formato do corpo. **Lembre-se: o corpo explica a mente, não o contrário.** O formato do seu corpo vai revelar até mesmo os traços que podem ter sido "adormecidos", "anestesiados" ou "amordaçados" ao longo do tempo, por você ter vivido em ambientes que os inibiam.

Foi justamente para permitir que as pessoas soubessem, com precisão, quanto de cada traço de caráter possuem que desenvolvemos uma metodologia de aferição e uma ferramenta chamada Mapa dos Caracteres.

O Mapa dos Caracteres permite que um analista certificado, em uma sessão de análise corporal, identifique, com alto nível de precisão, quanto de cada traço de caráter uma pessoa possui apenas observando o formato do corpo dela. A partir daí, o analista é capaz de explicar como a mente da pessoa funciona, a quais dores ela é mais sensível, quais recursos ela desenvolveu e pode acessar, além de responder a qualquer pergunta sobre por que as coisas acontecem do jeito que acontecem na vida dela.

Esse foi o passo dado por O Corpo Explica para levar esse conhecimento poderoso ao próximo nível, para dar continuidade ao legado iniciado por Reich e Lowen e torná-lo aplicável.

Em O Corpo Explica, todos os métodos e ferramentas são desenvolvidos para proporcionar aos alunos, aos clientes e aos clientes dos nossos alunos duas coisas fundamentais: consciência

A relação de cada traço de caráter com o peso

de como funcionam e controle sobre as próprias escolhas e sobre seu modo de funcionar.

O Mapa dos Caracteres proporciona o primeiro elemento: **a consciência.**

> Saber com precisão quanto de cada traço de caráter você possui e ter esse Mapa dos Caracteres em mãos abre um mundo de possibilidades e descobertas para você. Caso você queira ter acesso a ele, basta acessar analisecorporal.com.br.

Ao conhecer como seu corpo e sua mente foram programados para funcionar, você poderá direcionar muito melhor os esforços para ajustar aquilo que é necessário em seu ambiente e em suas relações; saberá a quais dores é mais sensível e como evitar que se repitam, também terá consciência de quais recursos possui e colocará em prática maneiras de ativá-los.

Para que você entenda melhor, oferecemos apenas aos leitores deste livro um e-book sobre o Mapa dos Caracteres, mas recomendamos fortemente que você faça uma análise corporal para ter o Mapa dos Caracteres mais preciso possível. A realidade é que até ter seu Mapa dos Caracteres em mãos, você vai viver a vida meio "no escuro", em dúvida se funciona assim mesmo ou se é tudo reflexo do que você vivenciou, aprendeu e foi ensinado a ser pelos ambientes e pelas relações que o cercaram.

Será que você está sendo você mesmo? Será que está sendo quem precisa ser?

Com o Mapa dos Caracteres, essa dúvida acabará. Você passará a ter seu "gabarito", seu "manual de funcionamento", e poderá dizer e entender com clareza como seu corpo e sua mente foram programados para funcionar.

A partir daí, ficará muito mais fácil e rápido identificar e ajustar aquilo que tem provocado dor em seus traços e o que pode estimular seus recursos. Ficará mais fácil e rápido fazer os

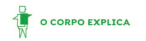 O CORPO EXPLICA

ajustes necessários para que você deixe de viver uma vida que não é para você, em ambientes e relações que o desfavoreçam e jogam contra você, e passe a construir uma vida ideal, em ambientes e relações que o favoreçam e joguem a seu favor.

Com a consciência, abrem-se as portas do controle. É assustador ver a quantidade de pessoas que não têm nem fazem questão de ter controle sobre a própria vida e sobre o próprio modo de funcionar. Elas simplesmente se deixam levar pelas expectativas, pelos desejos e pelas vontades de terceiros e abrem mão de trazer para si a responsabilidade por quererem mais da vida e construírem ambientes e relações que as ajudem a atingir seus sonhos, desejos e objetivos.

Para ajudar as pessoas a retomarem esse controle, desenvolvemos uma segunda ferramenta chamada A Chave Mestra, que tem por objetivo identificar o que tem causado dor em seus traços, nos ambientes, nas situações e nas relações nas quais você vive hoje e a definir ações para que você faça os ajustes necessários para ativar os recursos de seus traços e viver de maneira mais favorável ao seu modo de funcionar.

A Chave Mestra só pode ser compreendida e aplicada após a análise corporal, é para quem está com o Mapa dos Caracteres em mãos. É um processo no qual olhamos com muito respeito e cuidado para as particularidades de cada traço de caráter e buscamos maneiras de tirar os traços da dor por meio de ações que cuidem deles: adaptações no estilo de vida e nos relacionamentos, formas de lidar com questões para estimular os traços e mantê-los "no recurso".

Quando vemos os resultados dos atendimentos com o Mapa dos Caracteres e A Chave Mestra, é incrível o poder da consciência e da boa vontade de assumir o controle da própria vida e do próprio jeito de funcionar.

==A Chave Mestra é um processo individualizado, que tem início com o que você está aprendendo aqui. Agora que você tem um pouco mais de consciência sobre seu jeito de funcionar, mesmo que ainda seja só um pouco, vamos lhe apresentar a relação de cada traço de caráter com o excesso de peso.==

A partir dessa análise, em especial se já tiver seu Mapa dos Caracteres, você conseguirá entender por que o excesso de peso tem sido um aliado em sua sobrevivência, pela ótica dos seus traços, e

A relação de cada traço de caráter com o peso

compreender os principais papéis que o excesso de peso tem desempenhado em sua vida. Esse será o primeiro passo para que você consiga tomar uma decisão importante a respeito da guerra contra o excesso de peso e aproveitar o conteúdo incrível que ainda virá pela frente.

O CARÁTER ESQUIZOIDE E O EXCESSO DE PESO

"Um corpo maior só aumenta minha chance de ser visto e rejeitado."

Formado com base na dor da rejeição, o traço de caráter esquizoide tem o corpo e a mente moldados de modo a evitar ao máximo o contato com as pessoas e o "mundo externo", preferindo passar despercebido e ficar muito mais tempo no "mundo interno", onde habitam seus incríveis recursos de criatividade, racionalidade e lógica.

O excesso de peso, portanto, não tem qualquer papel ou serventia para um traço que tem necessidade de passar despercebido por temer ser ou se sentir rejeitado de novo. Além de tornar seu corpo maior, o que aumenta suas chances de ser visto, o excesso de peso pode fazer o esquizoide ser rejeitado justamente pela aparência e por estar "fora de forma", o que só reforçaria sua dor e não lhe traria nenhum benefício.

Por esse motivo, o esquizoide é um traço que evita o excesso de peso. Ele não precisa de destaque, pois ser visto aumenta suas chances de ser rejeitado. Ele não precisa ser forte, pois a força o mantém conectado ao mundo físico, e ele prefere o imaginário. Ele não precisa de proteção, pois o mundo que cria na própria mente lhe fornece a proteção de que precisa para não ser rejeitado.

O CARÁTER ORAL E O EXCESSO DE PESO

"Quanto maior eu for, maior será a chance de você me vir e de ficarmos conectados de alguma forma."

A dor que molda o traço de caráter oral é a do abandono, de se sentir sozinho, sem ter quem atenda às suas necessidades.

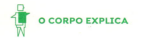
O CORPO EXPLICA

Quando esse traço se forma, a criança depende da mãe para atender a todas as suas necessidades, e o único recurso que tem para chamar a atenção dela e pedir ajuda é chorar.

O nível de contato, proximidade e conexão da criança com a mãe é muito intenso nesse momento. Ela confia que a mãe virá atender às suas necessidades, cuidar dela, e que estará ali, presente, dando-lhe a atenção necessária para se sentir cuidada, amada e protegida.

Se a mãe não nota a criança e não atende à necessidade dela, a criança não tem e não sabe o que fazer senão chorar e buscar um modo de chamar atenção.

É uma dor terrível para a criança sentir que a pessoa em quem ela confia, de quem depende para sobreviver no momento, não está lá para cuidar dela; sentir que não está sendo vista, atendida, que suas necessidades não estão sendo cuidadas.

É por causa dessa dor que o traço de caráter oral desenvolve o recurso da comunicação e da conexão. Por meio da conexão e da expressão de seus sentimentos, desejos e necessidades, o oral busca ser visto, cuidado e atendido quando precisa de algo.

É assim que esse traço de caráter sobrevive: criando conexões e relações com pessoas que possam atendê-lo naquilo que não é capaz de fazer sozinho, tal qual foi na infância. E, para isso, o oral fala, grita, chora, ri e expõe toda sua intensidade.

Quando o oral vive em um ambiente que não permite, não incentiva e até pune essa expressão, essa intensidade e essa conexão, não consegue utilizar seus recursos para ter suas necessidades atendidas. Quando ser ele mesmo incomoda os outros, ele também acaba se incomodando e se forçando a mudar, para tentar manter por perto as pessoas importantes para ele.

"Se sendo quem sou corro o risco de as pessoas se afastarem, prefiro me forçar a ser diferente a sentir novamente aquela dor horrível de ser abandonado e ficar sozinho."

Mesmo não podendo usar seus recursos, as necessidades que lhe deram origem continuam lá. A necessidade de ser visto, cuidado e de se conectar com os outros continua existindo.

Por não poder fazer uso de seus recursos, o oral encontra no excesso de peso um caminho para ter as necessidades de conexão, cuidado e atenção atendidas. Ao tornar seu corpo maior, ele é visto, notado e recebe atenção, mesmo que esta venha em forma de críticas, gozações ou piadas em relação à sua aparência e ao seu peso. Pelo menos, ele sabe que está sendo visto e percebido, e que, enquanto as pessoas forem capazes de vê-lo, estarão se conectando a ele de alguma forma.

É assim que o excesso de peso vira um aliado à sobrevivência do oral: dando-lhe o destaque de que precisa para atender à sua necessidade de ser visto e de se conectar. Ele não pode atender essa necessidade de outra forma, por meio de seus recursos, uma vez que o ambiente e as relações em que vive não lhe permitem usá-los, pois, se o fizer, será punido e afastará as pessoas.

O CARÁTER PSICOPATA E O EXCESSO DE PESO

"O que quero é levar vantagem; se um corpo maior ajudar nisso, vamos crescer."

A dor que molda o traço de caráter psicopata é a da manipulação. Esse é um traço que tem medo de se sentir usado, de achar que não tem opção, de se sentir "refém" de alguém ou de algo, sem poder de decisão; e ele detesta esses sentimentos.

Seu principal recurso é a negociação; por essa razão, uma das características de comportamento desse traço é olhar tudo como se fosse uma troca. Quanto tenho que dar e quanto vou receber?

Para o traço psicopata, quanto mais vantajosa for a negociação, melhor. Assim, esse traço sempre "fará as contas" para avaliar quanto poderá ganhar em cada opção que tiver disponível e escolherá a mais favorável e vantajosa para ele.

O mesmo acontecerá em relação ao excesso de peso. O traço de caráter psicopata, por si só, não tem inclinação a buscar ou a evitar o excesso de peso. Tudo depende de quanto ele ganha em cada cenário.

Esse traço atuará mais como potencializador dos demais traços da pessoa. O benefício que os outros traços tiverem com o excesso de peso ou com a falta dele, o psicopata buscará potencializar de

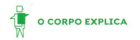# O CORPO EXPLICA

alguma forma; vai procurar "aumentar os ganhos" com a situação, tornando-a o mais vantajosa possível.

Se o excesso de peso trouxer destaque, o psicopata vai tentar potencializar esse destaque e aparecer mais, brilhar mais, usando o excesso de peso a seu favor.

Se o excesso de peso trouxer força, vai buscar potencializar essa força e usá-la para exercer poder e influência sobre terceiros ou como moeda de troca para conseguir o que deseja.

E, se o excesso de peso trouxer proteção, o psicopata vai tentar potencializar essa proteção para que os outros não lhe tirem algo ou levem vantagem sobre ele, sem oferecer nada valioso em troca.

Quando A Chave Mestra é aplicada, esse é um traço excelente como "negociador" para os demais traços de caracteres da pessoa que passa pelo processo. Buscamos dar ao psicopata uma vantagem ou um benefício mais interessante que o atual, para que ele "puxe a carroça" e convença os demais traços a virem junto na hora de promover uma mudança.

No caso do excesso de peso, para tornar o traço psicopata um "aliado", é necessário encontrar um caminho mais vantajoso que o sobrepeso para obter destaque, força e/ou proteção. Ao encontrar esse caminho, o psicopata, além de deixar de potencializar as necessidades dos demais traços, ainda servirá de pivô para dissuadir os outros a continuarem no caminho do excesso de peso.

Trazendo para a prática: se você encontrar um caminho mais vantajoso para ser visto, cuidado e ter a atenção das pessoas que não por meio do excesso de peso, seu traço psicopata vai preferi-lo e convencerá seu traço oral a usar os recursos disponíveis para seguir por esse mesmo caminho.

O CARÁTER MASOQUISTA E O EXCESSO DE PESO

"Sendo forte, consigo carregar o peso do mundo nas costas."

A dor que dá origem ao traço de caráter masoquista é a da humilhação. Esse traço tem muito medo de se sentir humilhado, julgado e criticado, em especial por decepcionar outras pessoas.

A relação de cada traço de caráter com o peso

Quando o masoquista sente que decepcionou alguém importante para ele, a culpa será seu principal sentimento.

Durante o momento de formação desse traço, a criança percebe e aprende que os pais têm expectativas sobre ela, sobretudo em relação a seus comportamentos e ações.

Quando faz algo que os pais desaprovam ou consideram inadequado e é repreendida, vem a sensação de decepcioná-los e o sentimento de humilhação e culpa por ter causado isso a eles.

Assim, o masoquista aprende que precisa ser forte, por dois motivos. Primeiro, para se segurar e conter dentro de si emoções, pensamentos, vontades e tudo aquilo que possa ser diferente do que os pais e outras pessoas esperam dele, para não correr o risco de extravasar isso e ter de lidar com uma possível crítica ou decepção, que o fará se sentir humilhado e julgado outra vez. Segundo, para ser capaz de fazer aquilo que os outros esperam dele, em especial os pais. Mesmo sendo apenas uma criança, ela sente que pode e precisa usar a força de que dispõe naquele momento para ajudar os pais com seus problemas, pois acredita que isso é o que precisa fazer para não os decepcionar de novo.

Com o tempo, essa criança cresce e se torna um adulto que continua usando a força que tem para carregar o peso dos problemas dos outros, porque acredita que é isso que precisa fazer para receber amor e aceitação e não decepcionar as pessoas.

Para não ser nem se sentir humilhado novamente, o masoquista se esforça ao máximo para atender às expectativas de terceiros e ser visto como alguém forte e confiável. Por que, então, ele não utiliza seus recursos de planejar, estruturar e oferecer segurança para auxiliar as pessoas, em vez de carregar o peso dos problemas delas?

Porque muitas pessoas não desejam planos, estrutura ou segurança. Só querem que alguém resolva o problema para elas, de modo que não precisem assumir a responsabilidade pela própria vida. Essas pessoas não querem nem precisam de alguém dizendo qual é o caminho para que elas mesmas resolvam seus problemas; querem que alguém faça o peso desses problemas desaparecer magicamente, sem que precisem se esforçar para isso.

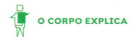 O CORPO EXPLICA

Quando o masoquista cresce em ambientes e relações que cobram, esperam e exigem que faça coisas pelos outros, que resolva os problemas dos outros, que carregue um peso que não lhe pertence, ele é desencorajado a utilizar seus recursos incríveis de organização e estrutura, e acha que o único recurso que possui, que tem valor, é a força.

Como o masoquista busca se adequar e atender às expectativas de terceiros para não os decepcionar, é isso que ele se tornará para eles: burro de carga. Se para ser amado e aceito, para não ser nem se sentir humilhado, culpado ou criticado, ele precisar ser burro de carga, ele será.

Quanto mais forte for ou parecer ser, mais valorizado será. Afinal, é o que esperam dele: que seja forte, obediente e não incomode nem decepcione ninguém.

Desse modo, o excesso de peso ajuda o masoquista a preencher sua necessidade de atender às expectativas dos outros ao dar a ele um corpo maior, aparentemente mais forte e robusto, para que possa suportar mais peso; para que possa carregar o peso do mundo nas costas, se preciso.

E assim ele segue: calado, obediente, carregando o peso dos problemas e das expectativas de todos; representando dentro de si cada vez mais emoções, planos, desejos e vontades que não têm espaço para existir, uma vez que tudo que se espera dele é que seja burro de carga.

O CARÁTER RÍGIDO E O EXCESSO DE PESO

"Um corpo bonito só me faz atrair quem não quer enxergar nada mais que meu corpo."

A dor que dá origem ao traço de caráter rígido é a da traição, da troca, da exclusão. Esse traço tem pavor de ser comparado e trocado por uma opção melhor, de ser excluído, preterido.

Quando o traço rígido se forma, a criança busca maneiras de chamar a atenção dos pais, de conquistá-los e "seduzi-los", para sentir que prevaleceu no "triângulo amoroso"; que foi a escolhida, não a preterida pelo pelo cônjuge.

Desse modo, o sistema nervoso oferece ao rígido, como recursos, um corpo bonito e atraente e uma mente ágil, competitiva e perfeccionista. O rígido é um traço moldado para vencer, prevalecer, ser a primeira e a melhor opção.

A palavra "opção", aqui, tem peso e significado muito importantes. O rígido sabe muito bem que as pessoas têm opções, e que ele é apenas UMA delas. Seu grande desejo é se tornar A PRIMEIRA e até mesmo A ÚNICA opção de alguém.

O problema é que isso não funcionou na infância. O rígido não foi a primeira nem a única opção dos pais. Naquele triângulo amoroso, sentiu-se traído, trocado, a segunda opção e, por essa razão, passou a se relacionar com as pessoas preocupado com as opções delas e com medo de não ser escolhido outra vez ou de se tornar "apenas mais uma opção".

Isso é ainda mais doloroso quando o rígido vivencia, direta ou indiretamente, episódios de traição e/ou de abuso sexual, em especial na infância.

Quando o rígido vivencia uma traição no casamento dos pais, por exemplo, e isso traz dor e sofrimento à família, ele cresce com a sensação de que precisa conter a energia sexual e a sensualidade para evitar causar esse mesmo problema em seu relacionamento. Ou seja, a beleza e a sensualidade que se desenvolvem como recursos para o rígido conquistar, atrair e ser a única opção passam a ser vistas também como o que pode colocar tudo a perder. Se o par for ciumento, aí, sim, esses recursos podem ser vistos como ameaça ao relacionamento – é melhor engordar e ficar invisível que ser atraente, causar dor e deixar de ser a primeira opção de alguém.

Por viver em um ambiente ou em uma relação que não permite ou encoraja o uso e a expressão de seus recursos, o rígido busca no excesso de peso um modo de "proteger" a continuidade de seu relacionamento e seu desejo de continuar sendo a primeira e única opção do par.

Ao ocultar sua beleza, sua sensualidade e sua energia sexual, ficando com um corpo "menos atraente", o rígido encontra um caminho para evitar causar problemas na relação e ser substituído ou traído pelo par.

O CORPO EXPLICA

O mesmo princípio vale quando o rígido comete uma traição no relacionamento e quer evitar que isso se repita. Ele não tem coragem de se separar do par, da opção que tem hoje, pois não quer colocar tudo a perder procurando uma nova opção. Então usa o excesso de peso para "esconder" o corpo e a sexualidade e "se proteger" do risco e da tentação de trair novamente.

Nos casos em que o rígido vivenciou episódios de abuso sexual, em especial na infância, o excesso de peso serve, igualmente, como proteção para evitar passar por essa situação de novo.

O abuso sexual, sobretudo quando envolve alguém próximo da família, como visto em muitos de nossos atendimentos, também é uma forma de traição, pois a confiança que o rígido tinha no abusador foi traída. Nesse caso, o rígido "torna-se uma opção" para o abusador, mas de maneira indesejada. A "atenção" que recebe, em forma de abuso, é indesejada, serve apenas para reforçar a dor de ser somente "mais uma opção".

Ser mais uma opção é algo que acontece ainda quando o rígido se envolve em relacionamentos casuais ou com pessoas apenas interessadas em seu corpo ou em sexo. Ele passa a ser somente "mais uma opção", "mais um divertimento", "mais um para a conta", e isso reforça a dor de ser comparado, trocado e continuar não sendo escolhido ou visto como a primeira ou única opção de alguém.

Em atendimentos realizados com mulheres muito rígidas, ouvimos frases como "há horas em que me sinto um pedaço de carne. Parece que, por ser bonita, não tenho nada a oferecer além do corpo".

Em casos assim, o rígido também pode usar o excesso de peso para "ocultar" o corpo, a beleza e a sexualidade como forma de criar uma barreira e forçar o outro a olhar para o que há dentro dele – o conteúdo, os sentimentos, as qualidades como pessoa –, não apenas para seu corpo.

É curioso notar que o excesso de peso, para o rígido, tem papel quase oposto àquele para o oral. Enquanto o traço de caráter oral usa o excesso de peso para se destacar e receber atenção, mesmo que de forma indesejada, para atender à necessidade de ser visto e de se conectar, o traço de caráter rígido faz uso do excesso de peso justamente para ter menos destaque, filtrar a atenção indesejada e os problemas e as dores que ela pode causar como forma de atender à sua necessidade de ser escolhido e tratado como a primeira e única opção de alguém.

HORA DE ACABAR COM A GUERRA

Agora que você conheceu mais a fundo como seu corpo e sua mente foram formados e os motivos pelos quais seus traços podem estar precisando do excesso de peso, é chegada a hora de tomar uma decisão em relação à guerra que você vem travando contra ele.

Nos próximos capítulos, apresentaremos o caminho que você pode seguir para colocar um fim a essa guerra e encontrar maneiras de não precisar mais do excesso de peso para obter aquilo que seus traços mais necessitam e desejam.

Marcela

A Marcela, assim como muitas outras pessoas, passou anos tentando diversos tipos de dietas. Restritivas, chás, sopas, e que, no caso dela, foi dinheiro jogado fora. Ela conta que chegou a ficar tão acima do seu peso ideal que as pessoas perguntavam se ela estava grávida – e isso a deixava ainda mais triste, mais decepcionada consigo mesma.
Ao conhecer o OCE, a Marcela passou a estudar seus traços. Com 32% de oral, 22% de rígido, 20% de masoquista, 15% de psicopata e 12% esquizoide, existia ali uma necessidade de entender o que a oral estava tendo que engolir sem poder se expressar; e que pesos a rígida e a masoquista carregavam na busca da perfeição que é tão característica desses traços. Indo a fundo nos estudos dos traços, a Marcela entendeu que apesar de o seu masoquista ser o seu terceiro traço mais predominante, era ele quem comandava tudo. Ela sentia necessidade de ser forte o tempo inteiro, sufocando a oral que era tão predominante. Qualquer manifestação da oral era

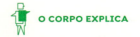
O CORPO EXPLICA

reprimida pelo masoquista com medo da humilhação. A rígida podia existir ainda menos, ela conta. A sexualidade era reprimida, ela sentia muito desconforto em ser vista e olhada com desejo, era como se suas características fossem uma ameaça à sua sobrevivência e não qualidades.

Ela entendeu que comia para ser forte, para crescer, dar solidez para o masoquista que estava sempre com medo, e para dar destaque para a oral que estava sufocada. Destaque e força. Das três funções do excesso de peso, ela apelava para duas.

O peso deixou de ser necessário quando ela passou a tomar atitudes para colocar esses traços no recurso. Em primeiro lugar, afastou-se de pessoas que colocavam seus traços na dor. Deu prioridade a estar com pessoas com quem ela podia ser ela mesma, e até chorar; pois quem é muito oral sabe a importância disso! O segundo passo foi se expressar. Ela reconheceu que ainda tem muito trabalho pela frente para permitir que a rígida e a oral brilhem, mas quanto mais ela segue em frente, mais fácil é perder peso. E mais visível e confortável ela fica. A grande mudança foi nas escolhas da Marcela, mas só foi possível fazer escolhas depois de ter compreensão de quem ela era.

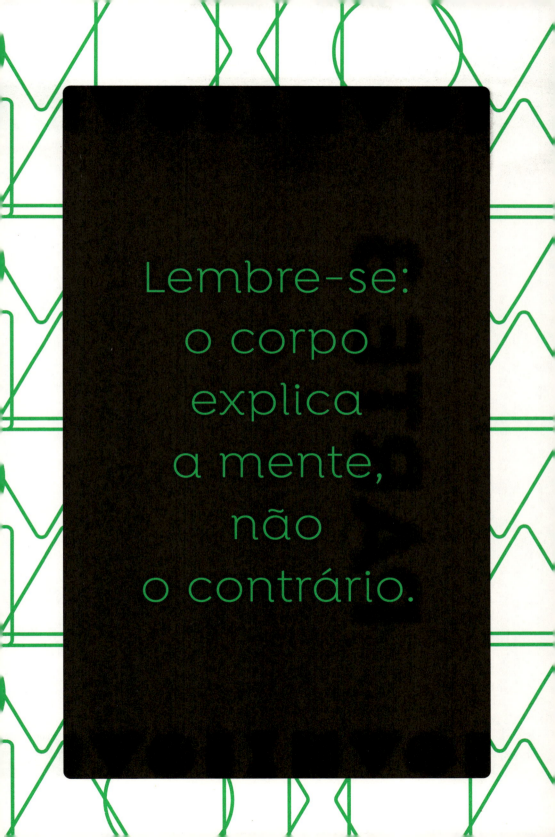

Lembre-se:
o corpo
explica
a mente,
não
o contrário.

PARTE 3

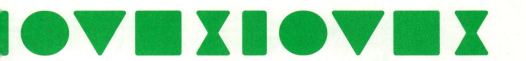

Encontrando a paz

Agora que o fizemos refletir sobre sua vida, sobre seu corpo e sobre sua história, e já lhe ensinamos coisas que nem você sabia sobre si, chegou a hora de aplicar o que você aprendeu aqui.

Durante dias, pensei no que faria para que este livro pudesse ser "mais que uma conversa sobre emagrecimento". Quero que ele seja útil e impacte sua vida. Por isso, entrevistei nossos seguidores para escolher cinco perguntas que precisariam ser respondidas para que este livro tivesse valor. Eis as mais destacadas:

As cinco respostas de que qualquer pessoa precisa para emagrecer:

1. Por que não consigo emagrecer?
2. Qual chave preciso virar para emagrecer?
3. O que fazer para ter ânimo para comer bem e fazer exercícios?
4. O que fazer para não engordar de novo?
5. O que fazer no dia em que fizer tudo errado?

Se você está acima do peso e não consegue emagrecer, ou convive ou trabalha com pessoas que estão enfrentando esse desafio, preste muita atenção às próximas páginas. Todas as perguntas apresentadas anteriormente serão respondidas agora.

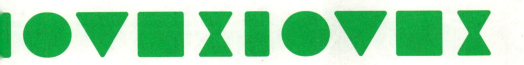

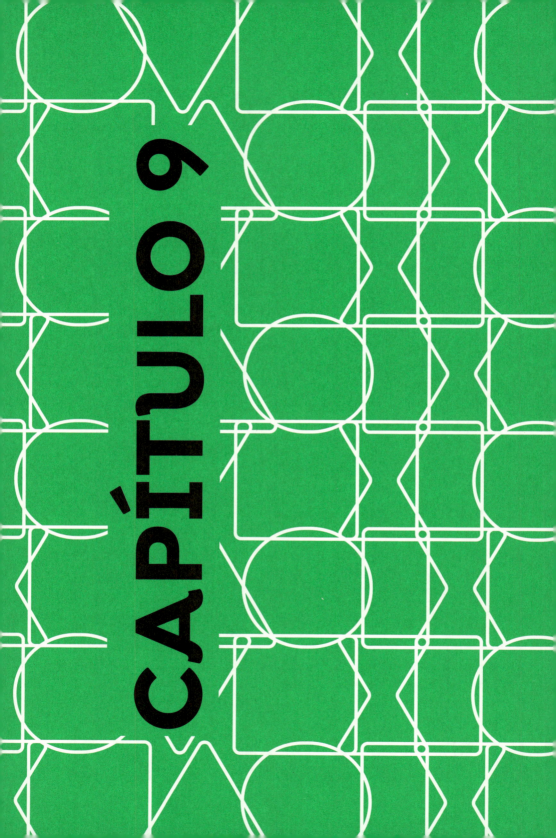

CAPÍTULO 9

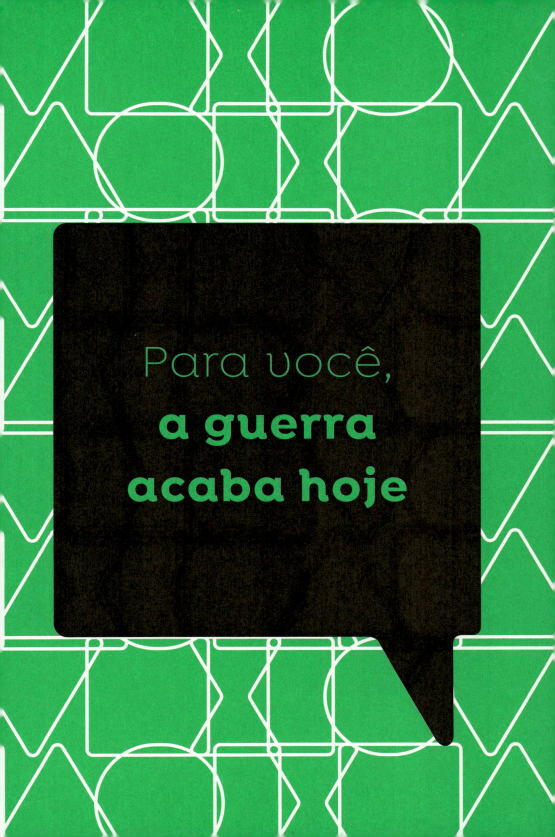

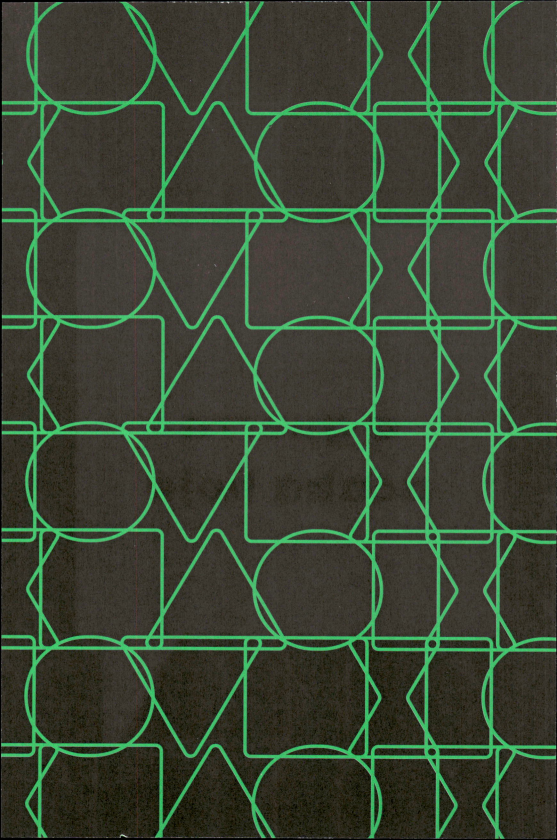

O CAMINHO DE VOLTA PARA CASA

Há três maneiras de acabar com uma guerra: vencendo, perdendo ou saindo dela. As pessoas que, de fato, lutam uma guerra nem sabem o que estão fazendo ali; nem sabem direito quem são o inimigo e o aliado; apenas tentam sobreviver em meio ao caos. Exatamente como você vem fazendo.

A pergunta que lhe faço neste momento é: você quer mesmo continuar nessa guerra? Ela não precisa ser vencida para acabar; você pode escolher apenas deixar a guerra. O excesso de peso é um inimigo contra o qual você está lutando no campo de batalha do corpo. Porém, no campo de batalha da sobrevivência nas relações e nos ambientes que você frequenta, ele é o único aliado que lhe dá a proteção, o destaque e a força de que precisa. Você nem sabe quando essa luta começou; já tentou de tudo e não conseguiu vencer. Aceite meu convite hoje e abandone essa guerra. Pare de enfrentar o excesso de peso em um campo de batalha enquanto precisa dele em outro e, por isso, nunca consegue abrir mão dele. Faça as pazes consigo mesmo e viva a vida em paz.

Vamos começar a trazer respostas claras às perguntas sobre o excesso de peso?

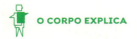 O CORPO EXPLICA

Pergunta 1: Por que não consigo emagrecer?

Deixe as armas e vá

"Elton, eu nem sabia nada disso. Não sei como essa guerra começou. Só estava lutando para conseguir emagrecer."

Essa é uma resposta que você não tinha antes de começar a ler este livro, mas, agora, tem. Você não estava lutando apenas para emagrecer; lutava para sobreviver. Emagrecer é um desejo, mas sobreviver é uma necessidade. Em grau de prioridade, o que vem primeiro: os desejos ou as necessidades?

DESEJO	NECESSIDADE
	PROTEÇÃO Para se sentir seguro.
PERDER PESO Às vezes para atender a uma vontade pessoal, às vezes para atender às exigências de outras pessoas.	**DESTAQUE** Para se sentir visto, notado e importante.
	FORÇA Para conseguir suportar o peso dos problemas, muitas vezes, dos outros.

O ser humano está programado para priorizar primeiro suas necessidades e, em seguida, seus desejos, em especial quando essas necessidades estão relacionadas à sua sobrevivência.

Você está lutando para realizar um desejo que coloca em risco sua sobrevivência. Mas há uma parte de sua mente dizendo:

1. Se ficar magro, correrei perigo;
2. Se diminuir, ninguém vai me ver;
3. Se perder peso, ficarei fraco.

Mesmo sendo um desejo muito grande, perder peso não é possível quando ameaça uma das necessidades de sobrevivência a que somente o excesso de peso está atendendo.

Pergunta 2: Qual chave preciso virar para emagrecer?

Levante a bandeira branca

Você descobriu que o excesso de peso tem sido um aliado na guerra da sobrevivência. Quando for encarar as necessidades que tem para sobreviver nos ambientes que frequenta e nas relações que acredita precisar manter, você vai descobrir que muitos aliados na guerra contra o peso são verdadeiros inimigos na batalha contra a sobrevivência.

Você recorreu ao excesso de peso para encontrar proteção, destaque e/ou força para conseguir sobreviver em ambientes e relações com pessoas que, muitas vezes, lhe dão apoio – ou até o pressionam – para emagrecer, mas que talvez não estejam tão dispostas a protegê-lo, notá-lo, dar-lhe a força de que você necessita para enfrentar seus problemas ou, quem sabe, tirar os problemas delas de cima de você.

É importante saber quem são os inimigos e os aliados em cada guerra. Mas não para trocar uma guerra pela outra e, sim, para saber onde as guerras estão acontecendo e quem faz parte delas. Não quero que você troque uma guerra pela outra; quero que levante a bandeira branca em todas elas.

Acontece que para deixar uma guerra, não basta querer. O outro lado precisa saber de sua intenção. É preciso levantar a bandeira branca. Todos os envolvidos em sua guerra precisam saber que você não quer mais lutar para sobreviver e que não vai mais recorrer ao excesso de peso para ter a proteção, o destaque e a força de que necessita.

Há duas chaves que você deve virar para ter a coragem de levantar a bandeira branca e sair da guerra contra o excesso de peso:

1. **A prioridade prevalece**: entre o desejo e a necessidade, o desejo sempre ficará para depois. Você pode continuar desejando emagrecer, mas isso só acontecerá depois que sua necessidade de proteção, destaque e força for atendida. Continuar ignorando essa necessidade fará você permanecer lutando, sem sucesso, por seu desejo, porque a prioridade vai prevalecer. As necessidades vêm em primeiro lugar e precisam ser atendidas,

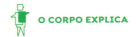

não eliminadas. É impossível acabar com as necessidades; elas fazem parte de quem você é, estão mielinizadas em seu sistema nervoso, são parte do padrão de funcionamento de sua mente, definido pela combinação de seus traços de caráter.

O problema não é você ter necessidades; o problema é você e as pessoas de seu meio não atenderem a elas. Aí entramos na segunda chave que você precisa virar para sair dessa guerra:

2 **Seu jeito não é um defeito:** é muito fácil dizer que uma característica ou comportamento de determinada pessoa é um defeito quando não gostamos dessa característica ou comportamento ou quando eles nos incomodam. No entanto há grande diferença entre alguém não gostar de algo e aquilo ser, de fato, um problema.

Enquanto acreditar que seu jeito – sentimental, falante, calado, indeciso, ou seja ele qual for – é um defeito, você continuará colocando seus traços "na dor" e não aproveitará os recursos deles. Até que se aceite e aprenda a gostar de ser quem você é, ninguém terá a obrigação de aceitar ou respeitar você.

Uma das coisas mais belas que O Corpo Explica tem feito é trazer entendimento, aceitação e respeito ao jeito de ser e de funcionar de cada um. Se você não puder falar, chorar, mostrar seus medos e suas dificuldades, dizer "não" só porque alguém acha isso feio e errado, só porque não gosta ou prefere de outra forma, você não poderá ser você mesmo. Queremos que você seja você mesmo e sabemos que algumas pessoas vão gostar disso, enquanto outras, não. Cabe a elas decidir o que fazer quando não gostarem, mas é importante que saibam que você não vai mais lutar para sobreviver. É essencial que saibam que, se não gostarem do seu jeito, e isso estiver gerando problemas a elas, é responsabilidade delas resolver as próprias questões, porque você continuará sendo quem é.

As pessoas à sua volta precisam saber quem você é, como funciona e quais são suas necessidades, de modo que possam atender a elas na medida do possível e respeitá-las quando não as entender, aprovar ou gostar.

"Elton, mas e se elas me deixarem, se afastarem, como ficará meu medo do abandono?" Grave uma coisa na mente e no coração: o pior abandono não é de quem está ausente; é de quem está presente. Alguém que não compreende, não respeita e não valoriza seu jeito de ser não tem como fazer mais mal se afastando que se mantendo por perto.

As pessoas precisam saber quem você é, como funciona e quais são suas necessidades. Assim como também precisam saber que você não está mais em guerra, que não vai mais lutar para mudar quem você é, nem para conseguir satisfazer às necessidades delas.

O maior desafio de quem volta da guerra

Quando um soldado vai à guerra, espera voltar de lá com uma medalha no peito e ser tratado como herói pelo resto da vida. Mas, na prática, não é isso que acontece. Enquanto ocorre a guerra, a vida continua. E quem volta da batalha precisa recomeçar a vida. Nessa hora, muito ex-combatente tenta voltar para o campo de batalha ou arrumar uma briga no bar da esquina por não conseguir encarar a realidade da vida. Ficou tanto tempo no *front* que parece que só sabe viver lutando. O mesmo pode acontecer com você. Será que você sabe viver sem lutar para sobreviver? Quer levantar a bandeira branca, deixar as armas e voltar à sua vida? Quer deixar o excesso de peso? Muitos acham que você passou a vida toda lutando contra ele. Inclusive você acreditava nisso antes de começar a ler este livro. Todavia agora você sabe que não lutava contra o excesso de peso; você recebia dele um apoio velado, por baixo dos panos, para conseguir a proteção, o destaque e a força de que necessitava. Quando a guerra acabar, ou melhor, quando você deixar o campo de batalha, o excesso de peso não lhe dará mais isso. E aí, quer mesmo deixar essa guerra e encarar os desafios da vida real?

Você tem necessidades que não foram atendidas de maneira adequada. Necessidades a que o excesso de peso estava atendendo. Mas, agora que está abandonando o campo de batalha, você terá que olhar seu emprego, sua carreira, sua família, suas amizades, seus medos e seus sonhos de outro modo.

As pessoas à sua volta precisam saber quem você é, como funciona e quais são suas necessidades.

Treinamento de guerra não serve para a vida

Quando um soldado se alista, tudo o que aprende só tem função para a guerra; não serve para a vida. O herói do campo de batalha, na vida real, nem sempre sabe amar, ser amado, respeitar e ser respeitado. Na guerra, os soldados recebem uma missão; na vida, as pessoas criam os próprios sonhos. É na hora de voltar para casa que o soldado percebe que tudo o que aprendeu só tinha serventia para a guerra. Quando chega em casa, descobre que não sabe viver, só sabe lutar. Você sabe viver? Tem motivos grandes o suficiente para fazer isso? Sabe o que fazer sem o excesso de peso em seu corpo e no controle de suas emoções? Você quer mesmo ser livre? Sabe como é levar uma vida leve e pode dar conta dela?

Longe da guerra contra a balança, sem ter o excesso de peso nem como inimigo nem como aliado, você terá que atender às próprias necessidades, e talvez algumas pessoas o ajudem e outras o atrapalhem. Como lidar com isso? Como não entrar em guerra para ser aceito, respeitado, amado e valorizado? Como não entrar em guerra com quem acha que seu jeito de funcionar é um defeito?

Sem culpa nem desculpa

Você viveu anos buscando atender às necessidades que outras pessoas não satisfizeram e, ao descobrir tudo o que você sabe agora, talvez a primeira coisa que tente fazer é encontrar um culpado. Mas vamos ser justos? Até porque estamos falando em deixar a guerra de lado. Você não tinha ciência de como sua mente funcionava, menos ainda de que o formato do seu corpo explicava esse funcionamento. Será que as pessoas com as quais você foi criado e aquelas que hoje fazem parte de sua vida sabem? Talvez você seja o primeiro a saber.

Encontrar um culpado para o fato de você ter se aliado ao excesso de peso para tentar sobreviver em ambientes nos quais frequenta e nas relações que mantém atualmente não vai ajudar em nada. Culpar-se por não ter descoberto isso antes, muito menos. O importante agora é decidir o que você fará com tudo o que está descobrindo sobre si mesmo e sobre a vida. Lembra-se de que falei, lá na Introdução, que este não é um livro sobre emagrecimento?

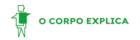 **O CORPO EXPLICA**

Desviar o foco do seu desejo e colocá-lo acima de suas necessidades vai fazer você encarar sua vida e suas relações de outro modo. Assim como encontrar um culpado não ajudará em nada, inventar desculpas também não. Você decidiu sair da guerra, optou por começar uma vida nova e, se não procurar culpados nem inventar novas desculpas, esse pode ser um treinamento de vida, um lindo e maravilhoso processo de encontro, aceitação e respeito. O início de uma forma livre e leve de se relacionar consigo, com as pessoas e com a vida.

Você decidiu abandonar a guerra contra o excesso de peso. Isso significa que tem que deixá-lo aí e pronto? Óbvio que não! O que vai mudar é que agora, ao se olhar no espelho, você não verá mais nem como inimigo nem como aliado o peso extra que está em seu corpo. Você não lutará mais contra ele e não dependerá mais do que ele está lhe oferecendo. Quando você atender às próprias necessidades de proteção, destaque e força de outras formas, não vai mais precisar do excesso de peso, e ele vai sumir.

Você pode estar pensando: "Nossa, Elton, vou dormir e acordar magra sem precisar fazer nada?". Lembra-se de que iniciamos este livro falando sobre todos os métodos de emagrecimento comprovados, mas que, por algum motivo, não tinham funcionado para você? Pois bem, agora você sabe a razão. E quando não precisar mais do peso extra para ter proteção, destaque e força, vai encontrar motivos e prazer em comida de qualidade, na atividade física, no sono, no sexo, em tudo. E vai ser quando esses métodos serão capazes de ajudar você a eliminar o peso extra. A vida se torna boa quando você não está lutando, acredite.

◻♡◯✕◻♡◯✕◻♡◯✕◻♡◯✕

Ana

 A Ana relatou para nós que sempre se reconheceu como alguém que tinha o corpo "mais cheinho", nunca se achou um padrão de magra, mas, ao mesmo tempo, notava que nos momentos mais difíceis, quando ela estava emocionalmente abalada, o ganho de peso era inexplicável. A Ana também já tentou de tudo o que existe de solução de emagrecimento, sem sucesso. Jejum intermitente, drenagem linfática, chá detox, suco detox, mas nada trazia uma perda de peso significativa ou permanente. Depois de começar a estudar seus traços de caracteres, ela percebeu que tinha predominância oral e rígida (28% de cada) e em seguida 22% de masoquista. Estudando as necessidades desses traços, ela entendeu que eles estavam na dor há anos.

A rígida se apagou completamente no casamento, por sete anos teve medo das críticas do ex-marido, que encontrava defeitos em tudo o que vinha dela. Podia ser a roupa, o jeito de falar e, mesmo em tom de brincadeira, era bem cruel.

A sensualidade se escondeu em roupas largas, muitas vezes nas roupas masculinas dele. A masoquista se colocou no papel de carregar todos os problemas da casa e da família, absorvendo a responsabilidade até pela melhora da depressão do ex-marido, por esperar a situação financeira dele melhorar. Ela escutava de si mesma o tempo todo "você é forte, pode aguentar mais um pouco", e foi aguentando, comendo para poder ser forte, para conseguir dar conta de tudo. E a oral ficava desprotegida. Sentia falta do abraço, do colo, do acolhimento, de se expressar e poder chorar, falar, rir, existir como o ser tão sensorial que ela é.

Assim que finalmente tomou coragem de pedir o divórcio, depois de anos de medo, ela começou a emagrecer. Em cinco meses, sem fazer mais nada além de cuidar dos traços, perdeu 12 quilos. A Ana tinha entendido que precisava fazer a vida trabalhar pelos seus traços, colocá-los no recurso, e daí tudo se encaixaria. E como ela mesma diz: "perder peso foi só um dos ganhos" de conhecer melhor seus traços. A vida ficou mais feliz, mais fácil e muito mais prazerosa.

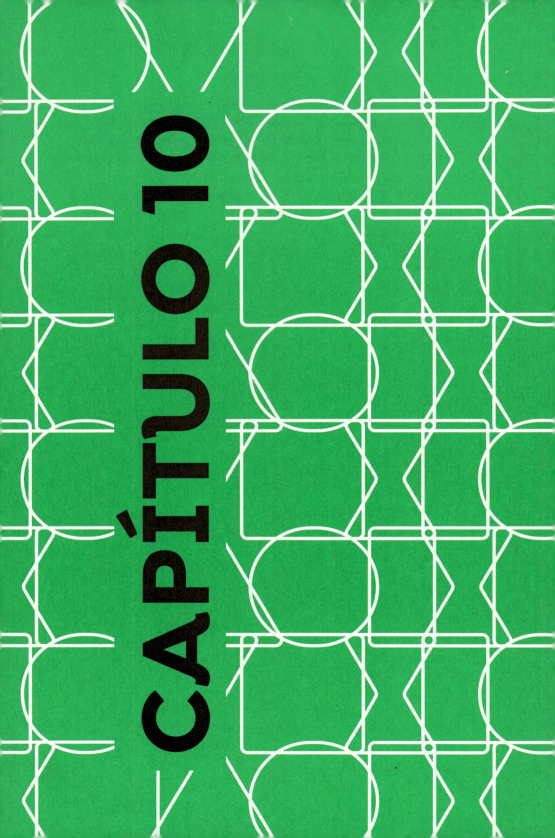

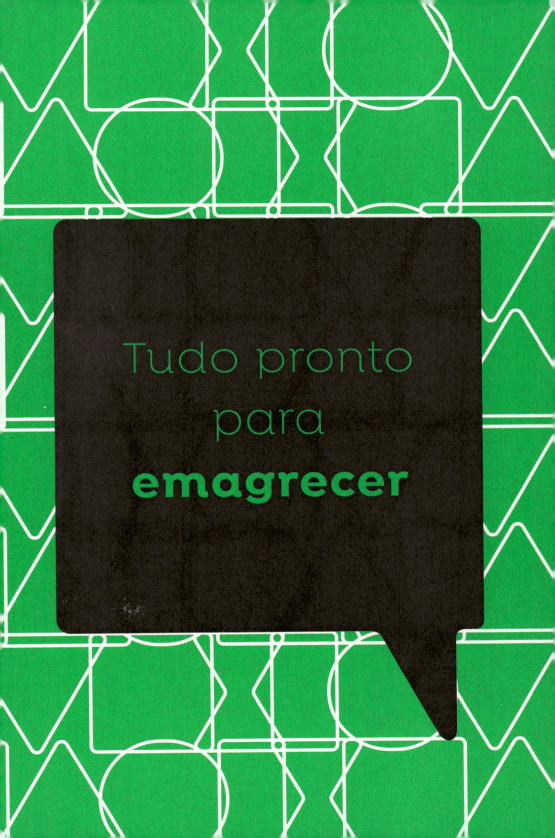

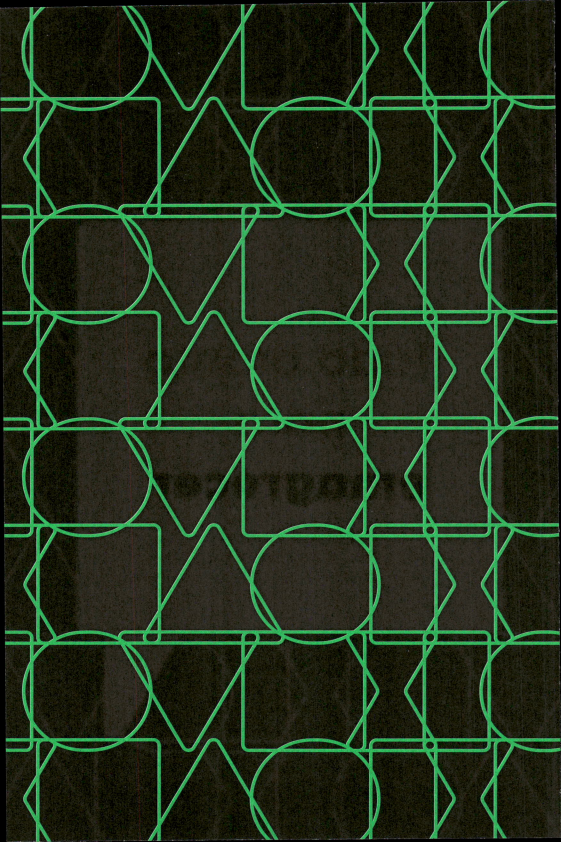

A RECEITA DA VIDA LEVE

Eu disse que este não seria apenas um livro sobre emagrecimento, mas foi justamente por desejar emagrecer que você o abriu, correto? Então vamos juntar as peças e lhe mostrar a receita para começar a deixar sua vida mais leve, incluindo seu corpo.

Lembra-se de como iniciamos este livro? Falando sobre a história de Elisa e fazendo você refletir sobre a quantidade de métodos de emagrecimento comprovados que não funcionam para algumas pessoas. Pois bem, perceba que essa reflexão tem dois pontos-chave e aparentemente contraditórios. Os métodos são comprovados, mas, ao mesmo tempo, não funcionam para alguns indivíduos. Essa contradição acontece porque a forma como você estava misturando os ingredientes da receita do emagrecimento estava errada.

OS TRÊS INGREDIENTES INDISPENSÁVEIS

O pano de fundo por trás de toda a conversa que estamos tendo sobre emagrecimento são os cinco traços de caracteres presentes no formato do seu corpo e no padrão de funcionamento da sua mente.

Quando o assunto for emagrecimento, é fundamental dar a importância necessária aos traços de caráter, por dois motivos:

1. **DEFINIÇÃO:** seus traços de caráter moldaram seu corpo e definiram sua composição física, popularmente conhecida como biotipo.

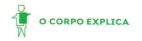

O CORPO EXPLICA

É essencial conhecer quanto de cada traço de caráter você tem para entender qual é o desenho ideal e possível para essa combinação de traços. O ideal e possível para uma pessoa com combinação e intensidade de traços será diferente do ideal e possível para outra pessoa com combinação de traços com outra intensidade. A magreza de um indivíduo com muito do traço de caráter esquizoide não será ideal e, em muitos casos, nem possível a outro com traço de caráter masoquista elevado. Compreender, aceitar e respeitar a composição de seus traços vai ajudá-lo tanto no jeito de ser quanto na busca do corpo ideal e possível para você. Para você ter ideia, a maioria das modelos têm traços de rigidez e psicopatia elevados e baixo de masoquismo. O ideal, possível e fácil para elas será praticamente impossível para muitas mulheres com oralidade e masoquismo elevados e, por mais que se esforcem para alcançar esse corpo, será muito difícil mantê-lo por muito tempo, e o custo emocional será bastante alto;

2. **INTERFERÊNCIA:** os traços mielinizados em seu corpo também definiram seu padrão de funcionamento, sua forma de pensar, sentir e agir. Dependendo da intensidade de cada traço de caráter em seu corpo e em sua mente, você terá mais facilidade, capacidade e necessidade de pensar, sentir ou agir. Nos ambientes nos quais você vive e nas relações que mantém, esse padrão de funcionamento será estimulado e recompensado ou reprimido e até punido.

Um exemplo simples é pensar em uma pessoa muito falante e sentimental por ter o traço de caráter oral alto. Ela pode ser estimulada a demonstrar seus sentimentos ou criticada por fazê-lo. Os traços vão interagir "no recurso" no ambiente em que o indivíduo puder ser quem ele é. Nos ambientes ruins, a dor será inevitável. Conhecer os próprios traços de caráter tem o objetivo de ajudar você a entrar "no recurso", em vez de se ressentir por ser quem é e de carregar as características que carrega. O mais interessante é que o foco desse processo de identificar o que coloca o traço "na dor" está no ambiente, em modificar esse ambiente, não a essência da pessoa, de modo que ela tenha condições de atender às necessidades de seus traços e estes estejam sempre "no recurso", e a pessoa não precise mudar seu ambiente ou de ambiente.

Já que esses dois elementos, "biotipo" e "ambiente", são tão importantes, vamos considerá-los um dos três elementos básicos para nossa receita de uma vida leve.

Vamos retomar os métodos comprovados que funcionaram para inúmeras pessoas, menos para você? Há um ponto comum entre todos os métodos de emagrecimento oferecidos no mercado: estilo de vida. Esse será o terceiro ingrediente da nossa receita. E aqui preciso ser justo com todos os métodos e profissionais dedicados e competentes que trabalham com alimentação, atividade física e mudança de hábitos. A realidade é que, ao tentar os métodos desses profissionais, você não queria, de fato, emagrecer, lembra? A palavra nem é "queria"; você não podia emagrecer. Tinha o desejo que o conectou a um desses métodos ou profissionais, mas possuía uma necessidade oculta atendida pelo excesso de peso. Mesmo o método não tendo funcionado para você, precisamos assumir que, naquele momento, foi melhor assim.

Assumindo que o excesso de peso tinha, ou ainda tem, uma função, é possível quebrar essa relação doentia com o peso que se pretende eliminar, e o processo de emagrecimento ganha um rumo totalmente diferente, passando a ser avaliado com muito mais clareza sobre as reais chances de dar certo, sobre os verdadeiros desafios e sobre como deve ser conduzido.

TRÊS INGREDIENTES FUNDAMENTAIS DO EMAGRECIMENTO

1. BIOTIPO	2. AMBIENTE	3. ESTILO DE VIDA
Composição corporal ideal e possível com base na combinação de traços de caracteres.	Relações, lugares e lembranças que colocam seus traços "na dor" ou ativam os recursos de cada um deles.	Qualidade da alimentação, prática de exercícios físicos, sono e hábitos que trazem prazer e saúde física e mental.
*Faça uma análise corporal para ter seu Mapa dos Caracteres e saber que porcentagem você tem de cada traço.	*Conheça mais sobre o funcionamento e as necessidades de cada traço de caráter e aprenda a usar a Chave Mestra para cuidar de seus traços.	*Dê preferência a profissionais dispostos a pensar além do cardápio e do exercício físico para contemplar os três ingredientes.

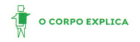
O CORPO EXPLICA

> **ATENÇÃO**
> 1. Se você estiver vivenciando um processo de emagrecimento ou seguindo algum método com acompanhamento profissional, é interessante e importante levar este conhecimento e esta percepção a ele.
> 2. Se você oferece serviços a pessoas com excesso de peso que querem emagrecer, recomendamos realizar uma formação em Análise Corporal ou associar-se a um analista corporal certificado, de modo que sua solução contemple os três ingredientes fundamentais a uma boa receita de emagrecimento.

Imagino que, neste momento, você tenha compreendido que os métodos de emagrecimento só vão funcionar, de fato, depois que você conhecer, respeitar e aceitar seu "corpo possível e ideal". Esse respeito e essa aceitação consigo mesmo significam, na prática, cuidar de seu ambiente e das relações que você mantém, para que seus traços não fiquem "na dor" e precisem recorrer ao excesso de peso para terem suas necessidades atendidas.

É possível que você ainda se pergunte: "Mas será que terei energia, disposição e foco para me exercitar e me alimentar de forma saudável?". Bem, assim como há pessoas que engordam comendo alface e bebendo água quando seus traços estão "na dor" e necessitam do excesso de peso, há muita gente que perde peso sem muito esforço; sem mudar nada no prato ou na rotina.

Não quero levantar aqui a bandeira do "esqueça as dietas e os exercícios", até porque este livro, como já disse várias vezes, não é sobre emagrecimento, mas sobre vida; e vida boa é aquela em que há saúde e prazer. Alimentar-se de forma saudável, exercitar-se, dormir bem e ter prazer não devem ser um desafio, sobretudo quando seus traços estiverem "no recurso".

Pergunta 3: O que fazer para ter ânimo para comer bem e fazer exercícios?

Como fazer o que precisa ser feito

Agora que você tem consciência do que precisa fazer, imagino que esteja querendo saber como pode colocar isso em prática. Há três formas:

1. Mudando o modo de pensar, mais uma vez;
2. Fazendo um exercício prático;
3. Aprendendo algumas dicas para evitar que seus traços necessitem de um corpo grande.

O que você entende por felicidade? Ou melhor, com quem aprendeu a ser feliz?

Após realizarmos a análise corporal de milhares de pessoas e de mostrar a elas qual porcentagem de cada traço de caráter elas têm na mente e no corpo, percebemos que elas tinham um desejo e um objetivo comum: compreender mais os traços de caráter e estar em um ambiente em que mais pessoas falassem a língua de O Corpo Explica.

Análise corporal é uma temática muito nova para a grande maioria das pessoas, e elas queriam se conectar com outras que também estivessem querendo cuidar de seus traços todos os dias. O objetivo comum era encontrar uma forma de ser feliz. No início, todo mundo só quer pôr fim a um problema com o marido, mudar de emprego, resolver-se com a mãe, emagrecer. O objetivo inicial é sempre algo desse tipo, mas depois que as pessoas se encontram, se entendem, se aceitam e passam a gostar de ser quem são, o desejo aumenta, e um novo objetivo de vida se instala: "Quero ser feliz a cada dia."

Talvez você também não saiba o que é felicidade, não tenha aprendido a ser feliz, não tenha nem referência de indivíduos felizes na família – e provavelmente nunca tenha medido quão feliz você está. Por isso perguntei o que você entende por felicidade e com quem aprendeu a ser feliz.

A experiência de ter acompanhado milhares de pessoas distintas nos permitiu entender, com clareza, que os indivíduos necessitam dessas três coisas para serem felizes.

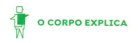 O CORPO EXPLICA

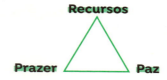

Quanto mais você tem dessas três coisas, mais feliz é; quanto menos tem, menos feliz é. Com base nisso, criamos o Termômetro da Felicidade, fórmula matemática que mede o índice de felicidade de uma pessoa. O resultado do teste mostra se a pessoa está infeliz, contente ou feliz com a vida que construiu. Nas próximas páginas, deixaremos link do teste para descobrir qual é seu nível de felicidade atual. No entanto a questão é: quando se trata de seres humanos, sempre falta algo. Chega a ser engraçado. Quer ver?

Certo dia, eu estava todo feliz por estar mostrando às pessoas de que elas precisavam para construir uma vida feliz e por ter criado uma fórmula simples, que mede o nível de felicidade delas, de modo que pudessem entender em qual dos três pilares precisariam melhorar. De repente, qual não foi minha surpresa quando descubro que as pessoas não sabem o que dão prazer a elas! Como ajudar uma pessoa que não sabe ter prazer ou acredita que não pode tê-lo? Essa pessoa pode ser você e, quando o assunto é alimentação e exercício físico, para muitas pessoas, isso pode ser traduzido como lixo e tortura.

Como auxiliar alguém que só sente prazer comendo lixo e veneno, que se sente sendo torturada quando vai praticar uma atividade física? Foi necessário desconstruir e reconstruir muita coisa na mente e na vida dessas pessoas, mas felizmente consegui fazer isso com os conteúdos de reflexão e aplicação em A Jornada da Felicidade, e quero compartilhar um pouco dela.

A vida precisa fazer você dizer "hummm"

Eu já disse e repito: este não é um livro sobre emagrecimento, ou, pelo menos, não apenas sobre isso. É um livro sobre a vida, sobre como encontrar um caminho para ter uma vida leve e feliz. A parte sobre nutrição e atividade física deixarei aos profissionais especializados no assunto. Quero ajudar você a encontrar motivos, energia, disposição e prazer para se alimentar bem e exercitar o corpinho.

Sei que a dieta e os exercícios físicos estão sempre na listinha de metas de fim de ano que geralmente não se realizam. Tudo bem que agora você sabe que abandonou esses projetos ou não obteve resultado com eles, mesmo chegando até o final, por causa das funções do excesso de peso em sua vida. Mas agora que você também sabe o que fazer, quero lhe dar uma dica de ouro que o ajudará a conseguir o que deseja.

Não sei se você já assistiu ao programa "Mais Você", com a apresentadora Ana Maria Braga, em que ela apresenta várias receitas culinárias e convida personalidades para preparar pratos especiais. No passado, quando o resultado do prato era supreendente, ela tinha o hábito de passar por baixo da mesa e expressar sua satisfação com uma interjeição. Sabe que interjeição é essa, né? Talvez você já a tenha expressado, principalmente se seu traço oral for elevado. "Hummmmmmmm, isso tá bom demais!" Essa interjeição só é expressa quando você está curtindo o momento, sentindo cada sabor e cada textura do prato. Essa é a interjeição do prazer. É ela que sua vida precisa expressar.

Você já parou para se perguntar por que as pessoas comem? Ou melhor, deixe-me lhe perguntar agora: por que você come? Pense e responda antes de avançar. Tem gente que não liga muito para comida. Para essas pessoas, comida é tão somente comida. Mas, para outras, comida é algo quase sagrado. Então por que você come?

Comida não é só comida

A comida tem duas funções básicas em nossa vida:
1. **Nutrir o corpo:** atender às nossas necessidades fisiológicas;
2. **Alegrar a vida:** atender às nossas necessidades emocionais e sociais.

Há necessidades fisiológicas que precisam ser atendidas. As células, os tecidos, os órgãos e cada parte do nosso corpo necessitam de nutrientes para funcionar bem. Nossas necessidades fisiológicas são atendidas com quantidade de carboidratos, fibras, vitaminas, minerais e tudo o que se pode medir e controlar com alimentação e suplementação, para que, fisicamente falando,

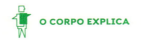

O CORPO EXPLICA

nosso corpo funcione bem. O que você põe no prato vai definir quanto terá desses recursos no corpo.

Em contrapartida, há também as necessidades emocionais não atendidas pela quantidade nem pela qualidade da comida no prato, mas pelo prazer que o que está acontecendo em volta dele está – ou não – proporcionando. Cada uma dessas necessidades conectadas à comida é atendida e avaliada de forma diferente.

TIPO DE NECESSIDADE	COMO AVALIAR	COMO ATENDER
FISIOLÓGICA	Observando o que há no prato para identificar o que vai para a boca.	Trabalhando a quantidade de ingredientes presentes no prato.
EMOCIONAL	Observando o que há em volta do prato para identificar a quantidade que vai para a boca.	Trabalhando as sensações presentes em volta do prato na hora de comer.

Você percebe que, quando o assunto entra na seara do balanceamento, do controle de quantidade e da avaliação do que se come, a coisa começa a ficar um pouco mais chata? Esse é o nosso desafio aqui: fazer o cuidar da saúde ser um prazer, não uma obrigação. Fazer que essa tarefa seja leve, não um peso. E você vai querer comer bem, gostar de comer bem e cuidar do corpo quando tirar o olho do prato.

Aprenda a comer como rico

Vou contar a você a história de Danilo. Talvez você ache graça dela e pode até ter vivenciado algo parecido. Vamos a ela?

Madalena estava em casa quando o telefone tocou. Era o marido, Danilo.

— Madá, tudo bem, meu amor?

— Tudo e você?

— Tudo bem. Preciso que se arrume e coloque uma roupa bem bonita nas crianças, porque hoje vamos jantar fora.

Tudo pronto para emagrecer

— Como assim jantar fora, meu amor? Vamos economizar. Venha pra casa que vou fazer aquele macarrão com frango que você adora.
— Deixe o macarrão para amanhã. Hoje, vamos jantar fora. Só preciso que fique bem bonita e veja se aquela minha camisa azul está limpa.
— Tá, mas aonde vamos?
— Na casa do chefe. Ele vai receber uns clientes e chamou a gente pra ir. Não vou nem almoçar direito. kkkkkk
— Credo, meu amor, tenha modos! É seu chefe.
— Modos? Quero é comer aquelas comidas que a mulher dele posta no Instagram.
— Tá bom, vou ficar pronta e arrumar as crianças. Vou terminar o almoço e já vejo sua camisa.
— Tá. Vê se não enche a barriga que lá é comida de chefe.
— Nossa, lá se vai meu regime.
— Faça regime no almoço, meu amor, porque à noite vai ser festa. Te amo.
— Beijos.

A noite chegou. Todo mundo bem-vestido, música boa rolando, muita gargalhada no ar. Ao chegar à festa, Madá surpreende-se quando Cadu, chefe de Danilo, cumprimenta as crianças pelo nome e diz que ela ficou melhor de cabelos encaracolados. "Nossa, ele se lembra da gente!"

Jéssica, mulher de Cadu, se aproxima, diz às crianças onde estão os brinquedos e as demais crianças e pergunta a elas o que gostam de beber e comer. Madá interrompe dizendo:
— De tudo, minha filha! Eles são ótimos para comer; só não gostam muito de frutas.

Pedrinho, sentindo-se em casa, avisa logo:
— Gosto de refrigerante e cachorro-quente sem mostarda.

Sabrina, vendo que o irmão abriu caminho, manifesta-se para não passar vontade:
— Tia, gosto de algodão-doce e brigadeiro.

Jéssica, toda educada, sorri e se compromete com as crianças:
— A tia vai dar um jeito pra vocês, mas tem uma mesa ali com coisinhas bem gostosas, e as crianças estão brincando ali perto do pula-pula. Aproveitem.

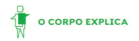

O CORPO EXPLICA

Cadu, todo soltinho, nem parecia aquele chefe exigente e inclui o casal ao grupo:

— Vamos nos sentar. Há algumas pessoas que quero que vocês conheçam. As crianças vão se encontrar ali. Meus meninos, quando estão correndo e pulando, nem se lembram de comer.

Madá, conhecendo seu eleitorado, pensa alto para Danilo ouvir:

— Ah, os nossos não se esquecem, não.

Passaram um tempo sentados à mesa, rindo das histórias da empresa, contando piada e "bebendo vinho com a taça pela metade" (de acordo com o comentário que Danilo faria no caminho de volta para casa). Danilo não via a hora de a comida chegar. Havia falado sério quando disse que nem almoçaria direito.

Quando a comida veio, Danilo estranhou: deu uma olhada para o prato, para a cara das pessoas e depois para Madá. Deu para perceber que ele era o único que estava vendo algo estranho naqueles pratos. Na realidade, Madá também estava achando estranho, mas foi bem eficiente quando se comunicou com o marido apenas com o olhar. Bem coisa de mulher quando está brava ou com medo de passar vergonha. Ela sorriu sem mostrar os dentes e balançou levemente a cabeça, como a dizer: "Apenas coma, deve haver mais depois".

Para Danilo, o orgulho de ter sido convidado para um jantar na casa do chefe transformara-se em tortura gastronômica, tanto que, no caminho de volta para casa, ele não hesitou em passar em um McDonald's e acabar de encher a barriga. E é claro que Pedrinho e Sabrina não deixaram o papai sozinho nessa.

Você captou o que Danilo e Madá estranharam tanto? Não era só a taça de vinho que estava pela metade. O prato parecia de enfeite, "uma comida aqui, outra ali", como Danilo descreveu. Ele ainda brincou que queria saber quem havia comido a outra metade do ovo, porque, na salada dele, havia "metade de um ovo de enfeite". Alguma vez você ouviu, ou disse, a expressão: rico come pouco? É verdade, e eles comem pouco porque não se alimentam apenas do que há no prato, mas também de tudo o que está à sua volta.

Danilo ficou tão concentrado no que havia no prato, como está acostumado a fazer, que nem reparou em quanta coisa legal acontecia ao redor dele. Por outro lado, Madá, meio sem querer, viveu uma experiência completamente diferente aquela noite. Ela nem compreendeu como conseguiu se satisfazer com tão pouco. Mas o que ocorreu foi que ela foi vista, naquela noite, como havia muito tempo não acontecia em lugar nenhum. Seus cachos fizeram o maior sucesso. Não foi só Cadu que reparou neles tão logo Madá, Danilo e os filhos chegaram. Todos repararam e elogiaram. Aliás, todos, não; Danilo nem percebeu o quanto sua mulher estava sendo notada e como ela estava ficando encantada com a experiência.

Enquanto Danilo tentava se ENCHER com a "pouca comida" que era servida, sem perceber, Madá conseguia se PREENCHER com tudo aquilo. O tempero que dera sabor à noite dela não é vendido em supermercado: elogios. Você sabia que isso não enche a barriga, mas preenche o peito?

Quando o assunto for necessidades fisiológicas, a medida será a quantidade de comida e de nutrientes que há no prato, e o verbo será ENCHER – a barriga!

Agora, se estivermos falando de necessidades emocionais, a medida será o prazer que o que há em volta do prato proporciona, e o verbo será PREENCHER – não a barriga, mas o peito.

Nem tudo que enche, preenche!

Quanto maior for a porção de prazer ao redor do prato, menor será a porção de comida nele. Tire o olho do seu prato. Quanto menos você se preencher de momentos felizes à mesa, e antes de se sentar a ela, mais você ficará tentando a se encher, mas o que enche nem sempre preenche. O vazio no peito do traço de caráter oral não se preenche com comida; precisa ser preenchido com sensações agradáveis.

Sabe o que fez Madá soltar os talheres durante o jantar? A música tema do filme *Uma linda mulher*, com Richard Gere e Julia Roberts. Júlia, uma das convidadas, disse que aquela música era uma homenagem a Madá, e Jéssica concordou dizendo "É mesmo!". Madá não compreendeu o que dizia a música, pois estava em inglês, mas, quando se deu conta, estava conectada com tudo e com todos à sua volta. Já Danilo tentava completar o prato com o que Madá deixava de comer para trocar mensagens instantâneas com as mulheres, que queriam dicas de como ter um cabelo lindo igual ao dela.

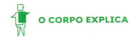
O CORPO EXPLICA

Conto essa história para exemplificar que a nutricionista não vai conseguir acabar com sua fome fisiológica se emocionalmente você estiver desnutrido, inseguro, apagado, ignorado, sobrecarregado. Por mais que tente, se ela lhe prescrever o que acabou com a fome de Madá, onde você vai comprar elogios, reconhecimento, validação? Quem vai notá-lo enquanto come? Personal nenhum prescreve treino de estiramento facial em forma de sorriso durante as refeições. Quem vai rir do seu jeito? Quem vai se importar com seus sonhos enquanto você corta uma fatia de torta de chocolate com morango?

Rico come pouco porque se preenche com o prazer do momento, com os deleites da vida. Não está tentando se encher, mas, sim, se preencher. Por essa razão, tudo conta: a louça, a música, o perfume, a roupa, o assunto. Nada do que for para seu prato, e depois para sua boca, será capaz de preencher o vazio que só o prazer do que fica em volta do prato pode proporcionar.

==O que vai no prato enche; o que está fora preenche.==
==Coloque mais prazer em sua vida e expresse: hummmmm!==

Quer balancear a comida para não sentir tanta fome ou conseguir ter foco para se alimentar melhor? Aumente o prazer e diminua a quantidade.

Cardápio emocional – exercício

Vamos fazer uma atividade prática para aumentar o prazer ao redor do prato e diminuir a quantidade dentro dele? Para este exercício simples, no início, se desejar, você pode usar papel e caneta, mas o mais importante é que comece a fazê-lo de modo automático.

Você já reparou o que há em um cardápio? Em geral, os cardápios mostram três coisas: o prato, os acompanhamentos e o preço. Para montar um cardápio emocional de sua experiência alimentar e de seus momentos de prazer com a comida, é preciso, também, observar esses três elementos. No caso do preço, quanto pior estiver seu dia na hora de comer, mais caro você estará pagando, em termos emocionais, por aquele momento. Será um momento de pouco prazer, em que o que está ao redor do prato não preencherá, e você terá que se encher do que tem dentro dele. Pouco prazer, muita quantidade. Aí a vida não fará "hummmmm".

Quando digo "aprender a comer como rico", não estou falando de gastar muito ou de comprar apenas ingredientes refinados; estou me referindo a comer pouco, e utilizei essa expressão somente para que você não se esqueça de qual é o segredo para comer pouco. Agora, na prática, como começar a fazer isso na próxima refeição, sem ter que jantar na casa do chefe nem gastar uma fortuna por uma boa experiência gastronômica? Se está achando que vou deixá-lo usar o preço das coisas como desculpa, está enganado! É possível montar esse cardápio emocional com o que você tem em casa hoje.

Surpreenda seus traços

Quando observamos as três funções do excesso de peso e os cinco traços de caráter, percebemos certa preferência de alguns traços por essas três funções.

FUNÇÃO DO EXCESSO DE PESO	TRAÇO QUE COSTUMA USÁ-LA
Proteção	Rígido
Destaque	Oral
Força	Masoquista

O traço de caráter rígido é aquele com mais conexão com o corpo. Não tem muita dificuldade em querer estar bem. Por ter muita energia corporal, gosta de malhar, fazer exercícios e praticar esportes. E, como é determinado e competitivo, dietas não são grandes desafios para ele, em especial quando está "no recurso".

O desafio para comer bem e exercitar-se está mais relacionado aos outros dois traços: oral e masoquista. Justamente os dois traços "quentes", sentimentais. Contudo, como nossa proposta é ensinar as pessoas a extraírem o melhor de cada um de seus traços, vamos encarar esse lado mais sentimental e sensorial dos traços oral e masoquista como uma característica, não um defeito. Sabendo que são assim, o que podemos fazer para aumentar seu nível de prazer na hora de comer, de modo que possam se preencher e não precisem tentar se encher até não conseguirem mais?

Vamos assumir como premissa que o oral e o masoquista sentem muito. Assim, o ponto que vamos focar em nosso cardápio

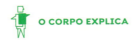

O CORPO EXPLICA

emocional serão os acompanhamentos, escolhendo melhor o que incluir e o que deixar de fora para que cada experiência com a comida tenha muito prazer e pouca quantidade.

O desafio será: muito se fala em boas escolhas na hora de se alimentar, mas, para isso, vamos nos concentrar tanto dentro quanto fora do prato, tentando escolher melhor como comer.

Pois bem, escolha cinco coisas para incluir em seus momentos de refeição e cinco para excluir – de modo que seus traços sentimentais sintam mais o que há de bom em volta do prato, ao mesmo tempo em que sejam poupados do que há de ruim por perto. O objetivo é trazer clareza do que pode aumentar seu nível de prazer e paz enquanto come, para que consiga se preencher de tudo o que está acontecendo ao redor do prato, e não fique tentando apenas a se encher, ou se entupir, com o que há nele.

Não se esqueça da história de Madá. Muitas vezes, o que existe em volta do prato é muito mais importante do que há nele; afinal, como já aprendemos, o que está no prato enche, e o que está em volta preenche.

CARDÁPIO EMOCIONAL (cinco coisas para incluir)

Exemplos:
1. Escolher uma louça bonita quando estiver em casa e sempre observá-la quando estiver comendo fora.
2. Antes de começar a comer, questionar-se sempre: como estou neste momento?
3. Adquirir o hábito de se arrumar para comer, mesmo quando estiver em casa.
4. Observar a iluminação, as cores e o som dos ambientes.
5. Identificar as texturas, os sabores e os temperos na comida que lhe despertam a vontade de fazer "hummmm" enquanto come.

1. ....
2. ....
3. ....
4. ....
5. ....

> **CARDÁPIO EMOCIONAL (cinco coisas para excluir)**
>
> Exemplos:
> 1. Evitar assuntos desagradáveis à mesa.
> 2. Não comer com pressa. Fazer os momentos de refeição serem sempre de pausa, exclusivos para o prazer, não só para encher a barriga.
> 3. Livrar-se de sentimentos ruins à mesa. Anote-os em um bloco de notas ou em algum aplicativo de celular antes de comer, sempre que estiver em um dia ruim.
> 4. Não comer diante da televisão ou trabalhando.
> 5. Não resolver problemas durantes as refeições.
>
> 1. ....
> 2. ....
> 3. ....
> 4. ....
> 5.

Esse é um exercício simples; porém, quanto mais você tiver dos traços de caráter oral e masoquista, mais essas ações corriqueiras serão necessárias e poderosas para seu bem-estar e, consequentemente, para seu emagrecimento.

O que você pode incluir ao redor do prato para ter mais prazer enquanto come o que há nele? Faça sua lista e comece a praticar hoje. Tenho certeza de que você consegue montar seu cardápio emocional sem gastar quase nada. A intenção de fazer e a vontade de obter resultado é mais importante do que quanto você gasta, e o ideal é que você não gaste; comece a fazer com o que tem, onde quer que esteja. Comece hoje, na próxima refeição, sem desculpas nem enrolação.

Se desejar, você pode renovar a lista de vez em quando. É legal que o faça e mostre às pessoas com as quais passa muito tempo. Deixe-as saber que algumas coisas aumentam o prazer que você sente enquanto está comendo e outras o tiram.

Indique a gastronomia emocional

O que as pessoas costumam fazer quando vão a um restaurante legal? Compartilham fotos dos pratos com comentários e avaliações.

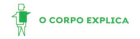
O CORPO EXPLICA

Já que as pessoas fazem isso com a gastronomia tradicional, que tal compartilharmos com elas as descobertas bacanas do nosso cardápio emocional? Vamos incluir isso no nosso desafio? Todas as pessoas que estão lendo este livro têm o mesmo objetivo: emagrecer, ter uma vida melhor e ajudar outras pessoas a conseguirem o mesmo. Então, vamos nos unir e criar um grande movimento em torno dessa "gastronomia emocional" que você está descobrindo hoje. Topa? Será assim:

1. **Compartilhe seu cardápio emocional:** depois que preencher o que vai incluir e excluir de perto do seu prato, compartilhe nas redes sociais usando a *hashtag* #CardapioEmocional e marque @OCorpoExplica que terei o maior prazer em dar uma bisbilhotada em seu cardápio e em compartilhá-lo com outras pessoas. Talvez elas queiram se inspirar em você e copiar alguns itens de seu cardápio emocional.
2. **Compartilhe pequenas experiências:** quando estiver aplicando o que definiu em seu cardápio emocional, compartilhe com a gente como está sendo a experiência usando a mesma *hashtag* #CardapioEmocional e marque @OCorpoExplica. Vamos mostrar a outras pessoas como a vida fica muito mais legal quando faz "hummmmm".

Estou curioso para conhecer seu cardápio emocional. Tenho uma amiga que fala que emagreceu arrumando o cabelo. Esteja onde estiver, ela não se senta para comer sem ir ao banheiro, lavar o rosto, retocar o batom e arrumar o cabelo. Esse é o momento em que ela diz para si mesma que é hora de se preencher, não de se encher. Tenho certeza de que com você não será diferente. Você encontrará o prazer em volta do prato e, em breve, não estará preso ao que há nele. Isso o fará ter mais disposição e foco para se alimentar melhor. Mas e os exercícios?

Script emocional da atividade física

Como disse anteriormente, cada uma das três funções do excesso de peso tem conexão direta com um dos cinco traços de caráter. O cardápio emocional é fundamental para os traços oral e masoquista.

178

Nesse ponto, como também já falei, o traço de caráter rígido leva vantagem por não ser tão sentimental e ser mais determinado; portanto, quando estiver focado em uma dieta, ele terá mais facilidade de segui-la. Ou seja, quando o assunto é comer menos ou melhor, o rígido levará vantagem perante o oral e o masoquista, os quais terão que explorar bem seu cardápio emocional.

Quando o assunto for atividade física, não será diferente. Como o traço de caráter rígido tem conexão maior com o corpo, por ser o traço da ação, exercitar-se não será nada difícil para ele. Não será difícil fazer exercícios nem ver os resultados aparecerem. O mesmo se pode dizer do masoquista. Apesar de ser mais sentimental, o masoquista é um traço muito forte e, para sê-lo, ele usará muito o corpo. Assim, desses três traços, o oral será o que terá mais dificuldade em se exercitar. A solução é criar uma estratégia que dê novo sentido à atividade física, assim como criamos o cardápio emocional para ajudar o oral e o masoquista a comerem melhor.

Deixarei aqui cinco dicas para que você tenha disposição e ânimo para praticar atividade física para seu bem-estar, sua saúde, seu emagrecimento e sua autoestima; afinal, quem não quer se olhar no espelho e sentir orgulho do que está vendo?!

CINCO DICAS PARA TER DISPOSIÇÃO E PRAZER NA ATIVIDADE FÍSICA

1. **Conheça e respeite seu "magro possível e ideal"**
   Cada combinação de traços de caráter vai definir uma composição corporal. O que é possível e ideal para uma composição pode não ser possível nem ideal para outra. Descubra qual é a sua com uma análise corporal e evite o alto custo emocional de tentar ter comportamentos e composição corporal inviáveis a você e que não lhe farão bem. Cuidado com as comparações. Pessoas com traços diferentes têm corpos diferente, assim como resultados.

2. **Troque a obrigação pelo prazer**
   Escolha atividades divertidas e aproveite esses momentos para alimentar seus traços. Dançar e praticar atividades com muitas

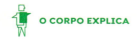
O CORPO EXPLICA

sensações e pessoas é ótimo para estimular o traço de caráter oral, enquanto atividades repetitivas e com intensidade explosiva farão bem ao traço de caráter masoquista. Saber escolher a atividade certa para seus principais traços é fundamental para que o exercício seja realizado com prazer.

3. **Não treine apenas pelo corpo; faça-o pelas sensações**
Assim como no cardápio emocional tentamos fazer você olhar além do que há no prato, no script emocional para atividade física precisamos fazê-lo olhar além do treino em si. Você precisa de uma lista de benefícios diretos e indiretos que terá quando praticar atividade física.
Exemplos:
Estar com pessoas de que você gosta;
Distrair-se um pouco e sair do automático;
Extravasar a raiva.

4. **Busque sempre a segunda sensação**
A primeira será o cansaço mesmo, mas ela nunca será a única. E as sensações que vierem além do cansaço serão de prazer. Se você se apegar apenas ao cansaço, terá que se esforçar muito para continuar treinando, e o exercício será feito por obrigação, não por prazer.

5. **Não treine sem um motivo claro**
Já que você precisa de um motivo para treinar e, ao mesmo tempo, não pode treinar somente pelo corpo, vamos colocar esse pensamento em prática? Se você observar, as dicas 3 e 4 carregam perguntas que merecem respostas. Responda a elas sempre que for treinar e não treine no dia em que não tiver essas respostas.
  a. *Além de exercitar o corpo, deixá-lo mais bonito e emagrecer, o que você está buscando com esse exercício?*
  b. *Qual sensação de prazer você deseja encontrar após o treino?*

ALERTA IMPORTANTE
Se você pratica atividade física com acompanhamento profissional, comente esse conhecimento com o profissional e considere complementar o trabalho dele com o de um analista corporal.
Caso você acompanhe pessoas em atividades físicas, sugerimos que se aprofunde no conhecimento dos traços de caráter e realize uma formação em análise corporal.

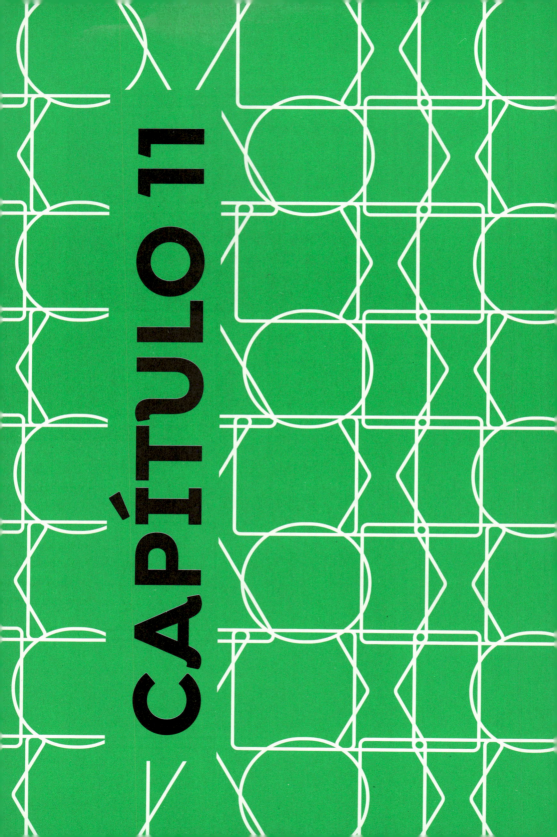

CAPÍTULO 11

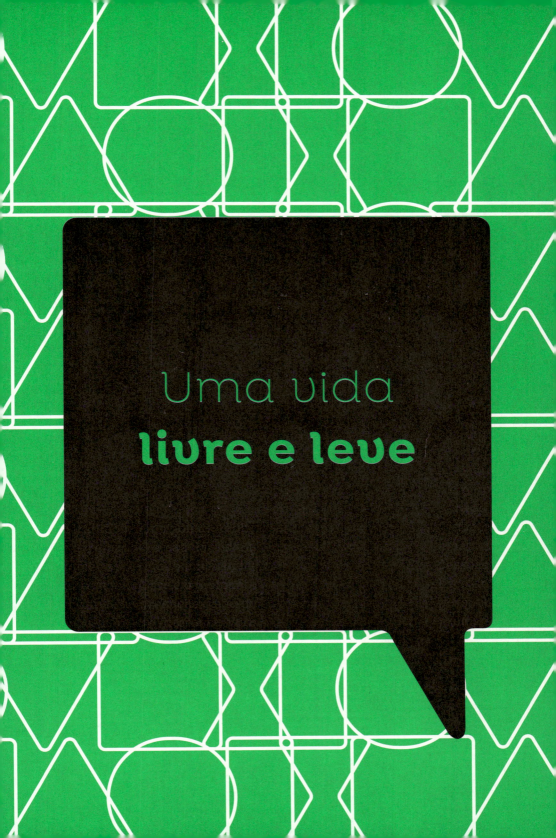

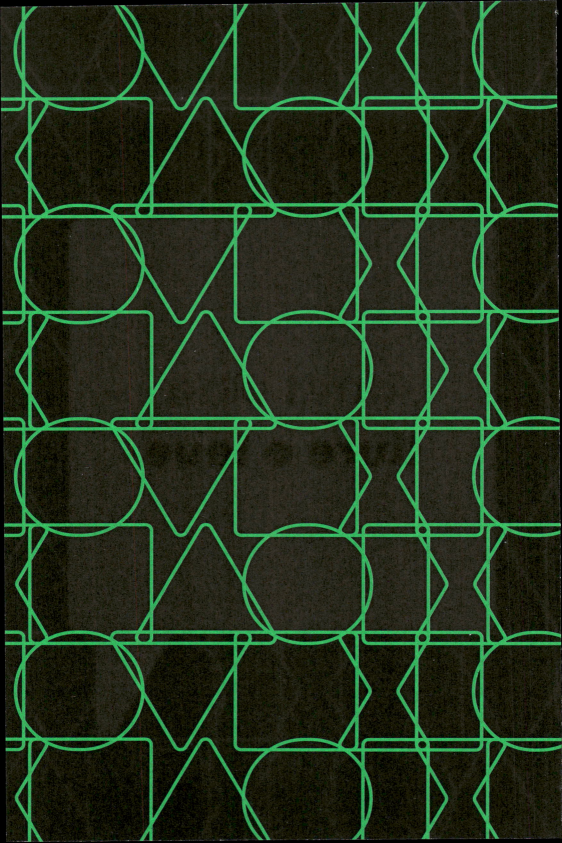

SERÁ QUE AGORA VAI?

Você nem conseguiu emagrecer ainda, e a próxima pergunta é: como não engordar de novo? Pode parecer uma indagação precipitada, mas, se você compreender o que estou apresentando aqui, conseguirá emagrecer, e o próximo desafio será justamente este: não engordar de novo.

Já que na Introdução eu disse que este não era um livro sobre emagrecimento, precisarei reformular a frase. O certo não é afirmar que se você compreender o que estou apresentando aqui, conseguirá emagrecer. O correto é afirmar que se você compreender que o excesso de peso tem função de sobrevivência em sua vida e buscar atender às suas necessidades de outra forma, o peso não terá mais utilidade. E aí, sim, você estará pronto para se livrar dele e viver uma vida leve. E esse fantasminha que vive lhe perguntando se agora vai não o aterrorizará mais.

Pergunta 4: O que fazer para não engordar de novo?

Essa não é uma pergunta de quem está tentando emagrecer pela primeira vez. Geralmente, quem a faz já vivenciou o famoso efeito sanfona e agora, além de ter medo de não conseguir emagrecer, também carrega o medo de engordar de novo. A chave para essa resposta é a palavra "poder". Se puder emagrecer, você conseguirá fazer isso e não precisará engordar outra vez. Se as funções

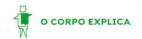

do excesso de peso não permitirem que emagreça, você pode até conseguir perder alguns quilos, mas não poderá permanecer sem o peso que lhe traz a proteção, o destaque e a força de que necessita.

Você se lembra de Elisa, do início do livro? O que se passaria em sua cabeça agora se você estivesse lendo a história de uma mulher que fez de tudo para tentar emagrecer e não conseguiu? Provavelmente se identificaria com as dificuldades e os sentimentos dela. Talvez até se identificasse com os erros cometidos por ela e não a julgaria por ter comido o chocolate escondido na geladeira. Mas vamos fazer um teste? Afinal, agora você sabe muitas coisas que não sabia quando começou a leitura deste livro. Que pergunta surgirá em sua cabeça se eu começar a contar a história de Elisa de novo?

Se eu tiver realizado um bom trabalho, imagino que você esteja querendo saber qual é a função do excesso de peso de Elisa. Se eu tiver realizado um trabalho incrível, você também estará se perguntando qual é o gráfico dela, quais são os principais traços de caráter dela. Afinal, essa é a realidade sobre por que Elisa não conseguiu emagrecer. O excesso de peso de nossa personagem tinha uma função, assim como o seu. Esse peso extra não vai embora enquanto você precisar dele como mecanismo de proteção, destaque ou força. **O que funcionará para você poder perder peso é o mesmo que funcionará para não precisar dele outra vez.**

Lembra-se de que iniciamos o livro falando da quantidade de métodos comprovados e de profissionais competentes que, muitas vezes, não geram resultado para algumas pessoas? Pois bem, adivinhe o que acontecerá com as pessoas que compreenderem que estão acima do peso porque precisam de proteção, destaque ou força? O método funcionará, a dieta dará certo e até a bariátrica terá eficácia muito maior pelo fato de que a pessoa não estará mais em guerra contra o peso, na qual o inimigo é, na realidade, um aliado de vida.

O sobrepeso irá embora quando você não precisar mais dele, não fizer mais questão dele, e todos esses métodos e profissionais poderão ajudá-lo. Assim como é terrível viver achando que nada vai funcionar para você, o contrário também é verdadeiro. É libertador saber que se encarar essa relação nada saudável que tem com o excesso de peso, por causa da relação nada saudável que tem com as pessoas e com as situações atuais, tudo funcionará para você. Posso lhe dizer com todas as letras: agora vai! Por mais que você tenha tentado de tudo, a essa altura do campeonato nós dois sabemos que você tentou de tudo, o sobrepeso ainda não podia ir embora.

Tudo muda quando alguma coisa muda
Criei essa frase para alertar meus alunos de que precisamos prestar atenção ao que realmente importa. Não sei se você já testou a dica de olhar o que está ao redor do prato. Em caso positivo, verá que faz todo sentido e toda a diferença. E quero que continue a fazer isso.

Não olhar o que está fora do prato faz você colocar muita comida nele; faz você colocar lixo na boca. É o seu relacionamento que o engorda, seu emprego, sua relação com os parentes, o que você viveu no passado e tem medo de viver no futuro, ou sente que está vivendo de novo. Esqueça o corpo e o prato; encare o que precisa ser encarado e mude o que precisa ser mudado, porque tudo muda quando alguma coisa muda, em especial quando você investe nessa mudança de forma consciente. Vou falar com todas as letras, assim como falei para Elisa: você não será leve sem antes ser livre. Não vai emagrecer nem poder ficar magra se não mudar suas relações.

O que aconteceu quando tudo aconteceu?
Adoro fazer essa pergunta. Ela me ajuda a forçar as pessoas a encararem o que realmente tem peso em suas histórias, em especial na história de quem engordou e não conseguiu emagrecer ou manter o peso.

Vou lembrá-lo de três fatos da vida de Elisa sobre os quais falei, e preste atenção a eles, pois são peças-chave para entender por que ela precisou engordar para sobreviver:

1. Elisa é uma dentista de sucesso;
2. Ela tem dois filhos, Júlia e Henrique;
3. Seu marido, Carlos Eduardo, é um advogado de sucesso.

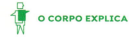

O CORPO EXPLICA

Enquanto narrava a história no início do livro, você se perguntou quando Elisa engordou? Quando eu trouxe a história dela à tona outra vez, para testar se você teria a curiosidade de compreender qual era a função do excesso de peso na vida dela, você se perguntou quando Elisa engordou? Pois é, com base na pergunta "o que aconteceu quando tudo aconteceu?", é importante saber quando Elisa começou a engordar para entender o que estava acontecendo. Assim como é fundamenetal entender por que ela não continuou magra quando conseguiu perder alguns quilos com os remédios e tratamentos. Sempre há algo acontecendo quando tudo está acontecendo, e precisamos aprender a olhar para isso.

Vou lhe contar alguns pequenos detalhes do caso de Elisa e fazer você olhar os pontos que realmente importam nessa história, de modo que compreenda, de uma vez por todas, que ninguém engorda, volta a engordar ou permanece acima do peso por acaso. De quebra, você vai entender como usar o método que estudamos até aqui.

Contando a história do jeito certo

Para conhecer alguém de verdade, é preciso entender como ela pensa, sente e age, por isso vamos ao gráfico de análise corporal de Elisa.

MAPA DE CARACTERES	FUNÇÃO DO EXCESSO DE PESO
10% Esquizoide	
28% Oral	(x) Proteção
25% Psicopata	(x) Destaque
04% Masoquista	( ) Força
33% Rígido	

Com base na relação de cada um dos traços com cada um dos três tipos de função do excesso de peso, pelo gráfico do Mapa dos Caracteres da análise corporal de Elisa, seria possível deduzir qual função o sobrepeso estaria exercendo na vida dela. Com a investigação de pontos-chave na história dela, as funções de proteção e destaque se confirmam. Agora que você já conhece Elisa, vamos olhar o que estava acontecendo quando tudo aconteceu, e que a fez buscar apoio no excesso de peso.

Lembra-se de que Elisa é casada com um advogado de sucesso? Pois bem, nem sempre foi assim. Quando Elisa conheceu Carlos, ele ainda cursava a faculdade de Direito e trabalhava no escritório de contabilidade do tio, no mesmo prédio em que Elisa tinha um consultório odontológico. Carlos, muito bom de papo por ter elevado traço rígido e psicopata, apostou com o tio que "pegaria a dentista do terceiro andar". Seu plano foi colocar aparelho ortodôntico, sem necessidade, é claro, para ter motivos para visitar a dentista. Antes dos trinta dias previstos para a primeira manutenção, ele apareceu no consultório em uma sexta-feira, no final da tarde, com um pacote de cartões de visita, com uma nova marca, que ele havia desenvolvido para ela. Quando Elisa foi agradecer, Carlos já foi pedindo desculpas por não ter terminado o *site* ainda e avisando que em menos de uma semana tudo estaria pronto, e ela poderia começar a distribuir os cartões. Sem entender o que estava acontecendo, mas encantada com o novo cartão de visitas, Elisa pensou alto e deixou escapar uma frase que era tudo que o psicopata dele estava esperando.

— Menino, que lindo! Mas por que você fez isso?
— Ah, achei você legal e creio que sua clínica merece.
— Meu Deus, nem sei como vou te pagar?
— Pagar? Relaxa, qualquer dia você come uma pizza que vou preparar.
— Eu tô te devendo e você vai fazer pizza pra mim?
— É que tô treinando ainda. Você me paga sendo minha cobaia.

O restante da história é o que você está imaginando. A pizza rolou, no apartamento dela, pois Carlos ainda morava com os pais. Eles começaram a namorar e, com muito incentivo e cobrança dela, Carlos retomou a faculdade, cuja matrícula trancara por não conseguir pagar as mensalidades, e Elisa se dispôs a pagá-las, e assim foi até Carlos se formar. A diferença social entre ambos era

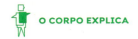
O CORPO EXPLICA

grande, mas isso nunca foi um problema para Elisa, até porque Carlos era bastante responsável, dedicado e trabalhador. No meio do caminho, a clínica começou a dar muito certo, e eles se casaram antes de Carlos terminar a faculdade. Tão logo se formou, Carlos e a mulher montaram um escritório de advocaciam que deu supercerto. Carlos começou a se destacar na cidade, a ganhar dinheiro, e Júlia nasceu. Até aqui, parece uma história normal, sem nada demais, mas foi aí que o mundo emocional de Elisa virou de cabeça para baixo, e ela começou engordar.

De que ela estava se protegendo?
Lembra-se de que falei que tudo muda quando alguma coisa muda? Pois bem, grave bem isso. Elisa estava usando o excesso de peso para proteger sua sexualidade. Tudo mudou em sua vida quando o marido começou a ganhar dinheiro e os 33% de rigidez dela passou a sentir que estava perdendo para ele. Como a realidade financeira do casal era bem diferente quando Elisa e Carlos começaram a namorar, Elisa sentia que Carlos era dependente dela e que, se a perdesse, não arrumaria outra daquela nunca. É como se ela se julgasse muito para ele e, em vários momentos da vida deles, Carlos deixou claro que era assim que a via também.

Mas Elisa deu umas escorregadas no namoro. Como achava que Carlos era pouco para ela, porém gostava dele por vários motivos e não tinha coragem de deixá-lo e tentar se relacionar com um homem à altura dela, quando se viu em situações de muita dúvida, ela o traiu duas vezes. Na realidade, foi apenas uma traição; da outra vez, eles haviam terminado, e Elisa saiu com o mesmo cara com quem tinha traído Carlos; por isso, na cabeça dela, houve duas traições. Aqui, temos o primeiro ponto-chave: quando Elisa duvidou da importância ou do valor dela para Carlos, ou dele para ela, ela o traiu.

Na adolescência, Elisa foi abusada por um tio, irmão de sua mãe. O pai de Elisa sempre foi um homem muito doente e, toda vez que adoecia, esse tio socorria a família com apoio financeiro e emocional, muitas vezes ficando com Elisa e os irmãos. Pior que saber que o pai estava doente era ouvir da mãe que ela e os irmãos passariam uns dias na casa do tio. Por mais que Elisa tivesse alguma sugestão de lugar ou insistisse em ficar em casa mesmo, a mãe deixava claro que não queria fazer desfeita com o irmão por ele estar colaborando tanto, inclusive com as contas. Aqui, temos o segundo ponto-chave: quando alguém pagava as contas da família, Elisa era abusada e sentia que não podia contar a ninguém, por causa da ajuda financeira.

Vamos ligar os dois pontos-chave?

PRIMEIRO PONTO-CHAVE: A TRAIÇÃO
Elisa sempre precisou se sentir maior que os outros, incluindo maior que o marido, o que é de esperar de alguém com 25% de psicopatia e 33% de rigidez. Ocorre que no passado isso era mais fácil, porque ela tinha dinheiro e uma vida estruturada, enquanto Carlos era apenas um cara bonito que tinha sorte de estar com uma mulher igual Elisa. Mas hoje a balança mudou. Carlos ganha bem, é provedor e não precisa que Elisa trabalhe para que tenham uma vida boa. Inclusive, de vez em quando, ele questiona a necessidade de ela ainda trabalhar tanto, e nenhum dos dois entende por que Elisa reage tão mal a isso. O que acontece é que Elisa se sente diminuída e inútil quando Carlos diz que acha que ela não precisa mais trabalhar tanto. Quando isso acontece, sem perceber, ela sente que Carlos está questionando seu valor ou sua importância. E o que houve no passado quando ela duvidou de seu valor ou de sua importância para ele? Ela o traiu. Hoje, Elisa vive constantemente esse conflito de valor e teme usar a mesma válvula de escape utilizada no passado, a traição, porque ama o marido e não quer pôr em risco a família. Para se defender de si, proteger-se, Elisa engorda tentando fazer com que os 28% de oralidade escondam as curvas sexy dos 33% de rigidez. Você consegue entender que quanto mais atraente ela fica, maior é o risco de trair de novo?

Foi por isso que quando conseguiu emagrecer tomando remédios, seu humor ficou tão ruim. Elisa estava no ápice do conflito inconsciente, e ter ficado mais magra, mais bonita e mais atraente não aumentou sua percepção de valor para o marido, mas, sim, a de que estava chamando a atenção de outros homens, fazendo o conflito interno aumentar ao extremo, e ela recorrer aos quilos extras novamente para se esconder.

O CORPO EXPLICA

SEGUNDO PONTO-CHAVE: O ABUSO

Por causa do novo momento da família e dos filhos pequenos, Elisa não pode trabalhar fora tanto quanto gostaria. Até aí, tudo bem. Todavia o problema é que quando um homem paga as contas da família e faz sexo com ela de vez em quando, Elisa se vê no mesmo lugar em que esteve na infância. É claro que a situação é completamente diferente, e Elisa sabe – conscientemente – disso; o casamento foi uma escolha dela. No entanto nem ela percebe direito a ligação inconsciente que faz entre a relação com o marido e a triste história vivenciada com o tio no passado. E justamente por não ter essa percepção é que Elisa não consegue separar as situações nem sequer explicá-la ou pedir ajuda ao marido. O fato é que quando Carlos faz um carinho nela e diz "fique tranquila, meu amor, eu cuido das contas, venha aqui e relaxe comigo", não é o marido que Elisa ouve; não é tesão e segurança que sente.

Carlos não tem a mesma intenção do tio de Elisa; ele nem sabe o que aconteceu, nem Elisa percebe que estabelece essa ligação de forma inconsciente. Isso só ocorre porque o abuso sofrido não foi devidamente tratado[15] e, por mais que Elisa tente se esquecer dele, ou não se lembre consciente ou constantemente do episódio, o acontecido ainda está dentro dela causando-lhe mal e impedindo-a de se entregar ao marido, de confiar nele e de desfrutar da estrutura financeira que eles têm, estando mais tempo em casa, curtindo os filhos e cuidando deles, sem se sentir inferior.

É meio louco, não é? Mas são esses conflitos que precisam ser encarados; são essas realidades que necessitam ser vistas com coragem, respeito e amor. De que adianta ficar controlando a quantidade de calorias que uma pessoa que está vivendo isso come? O que está acontecendo em volta do prato é o que realmente engorda.

ELA NÃO QUERIA SUMIR

Para piorar, Elisa não estava usando o excesso de peso apenas para se proteger de si mesma e de olhares desejosos que poderiam testá-la; estava, ao mesmo tempo, usando o sobrepeso para

---

[15] Quando a pessoa sofreu algum tipo de abuso sexual, nossa recomendação é que ela passe pelo processo de Troca Justa, que utiliza ferramentas e conceitos que vão um pouco além da análise corporal. Além disso, sugerimos que ela procure um psicólogo e, se indicado, também um psiquiatra.

ser vista, notada, ter destaque. Sem que Elisa se desse conta, de repente a vida dela parecia estar se resumindo a ser mãe de Júlia e Henrique e mulher do doutor Carlos. Onde foi parar a campeã de handebol, a morena que parava a balada e a primeira neta de dona Fátima a passar em uma universidade federal? A vida de Elisa deu tão certo, mas parece que ela sumiu; nem seu dinheiro fazia mais diferença para Carlos, que havia alguns anos mal dava conta de pagar as mensalidades da faculdade de Direito.

Elisa sempre sonhou em ser mãe, mas cada filho precisava da atenção dela e ganhava a atenção dos outros. Para muitas pessoas, isso pode parecer frescura, mas a realidade é que hoje todo mundo pergunta como as crianças estão, porém ninguém sabe como Elisa está. Se as crianças estão com problemas, Elisa precisa dar-lhes atenção; se as crianças estão bem, ela recebe os parabéns. E os sentimentos dela? Ah, eu até estava me esquecendo: com duas crianças chorando em casa, como Elisa pode ter um tempinho para chorar?

A cada gravidez, eram quilos que vinham e não iam embora. Quando conversei com Elisa, ela me falou das explicações que recebera, as quais, no fim das contas, se resumiam à genética, aos hormônios e ao metabolismo. Foi quando perguntei se ela não havia percebido que sempre engordava quando sua vida mudava, porque o último ganho de peso ocorreu quando a família se mudou para uma casa nova. Esse fato não será possível explicar com hormônios nem metabolismo. É uma casa nova, não uma gestação.

Acontece que a compra da casa nova apagou o legado de Elisa. A família estava feliz por ter comprado uma casa em um dos melhores condomínios da cidade, mas o apartamento em que moravam antes tinha sido o primeiro que Elisa comprara. Foi um imóvel comprado na planta, que Elisa começara a pagar tão logo quitara o financiamento do consultório odontológico. Ela foi a primeira neta de dona Fátima a comprar um imóvel na planta. Com a venda do apartamento, Elisa sentia que estava deixando de ser o pilar da família. Por mais que ele tenha sido usado para dar entrada na casa nova, na cabeça da Elisa, a casa nova era uma realização de Carlos, não dela; afinal, quem havia recebido uma bolada de honorários foi ele, não ela.

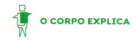

O CORPO EXPLICA

Lembra-se da festa para a qual Elisa estava se arrumando? Ela não estava sofrendo por causa da roupa que não cabia no corpo, ou vice-versa. Estava sofrendo por não saber mais quem era, por não saber mais o que as pessoas veriam nela ou, pior, por não saber se a enxergariam em meio ao sucesso de Carlos, às novidades dos filhos e às aventuras e realizações das amigas, as quais, segundo Elisa, por não terem filhos, podem trabalhar, passear, viajar e têm um monte de histórias para contar.

Lembra-se da coxinha de frango que Elisa nem deveria ter comido para não dar sorte ao azar? Estava deliciosa mesmo, mas Elisa nem sentiu o gosto. Sabe por quê? Quando duas de suas amigas comentaram que estavam indo a um curso de resina com um dentista superfamoso, para "engolir" essa história, Elisa pegou a coxinha, colocou-a na boca e a engoliu, sem nem sentir o sabor.

Um pouco de empatia vai bem

Você consegue se colocar no lugar de Elisa? Não sei se percebeu, mas Elisa sumiu. Ninguém mais a vê; ninguém mais vê suas habilidades e conquistas. Nem ela mesma. Quando olha a própria vida, Elisa só tem coisas do marido e dos filhos para contar. Ninguém olha os sentimentos dela, até porque Elisa tem vergonha de expressá-los e parecer frágil, perdida ou confusa.

Agora que você sabe que a função do excesso de peso no corpo e na vida de Elisa era trazer proteção e destaque, fica fácil entender por que ela precisou desse peso e por que não conseguia se livrar dele nem viver sem ele. O acordo oculto que Elisa tinha com o sobrepeso era mais ou menos assim:

A nível de **Proteção**, Elisa repetia pensamentos como: "Já que estou nesse conflito de valor com meu marido, deixe-me sair um pouco do padrão, chamar menos atenção para diminuir a chance de alguém dar em cima de mim, e eu acabar me encantando, me sentindo o máximo e cair na armadilha".

"Essa história de ter um homem que faz sexo comigo pagando as contas da família não me faz nada bem. Então deixe-me ficar meio feia aqui para ver se ele me procura menos."

E para conseguir **Destaque**, esses pensamentos iam na linha: "Vou ficar grande para alguém me notar aqui entre essas crianças lindas e esse homem bem-sucedido. Serei vista, vão falar de mim, nem que seja do tanto que como ou das minhas dietas fracassadas."

A hora do tudo ou nada

Depois de ler tudo isso, pergunto: é possível emagrecer quando a pessoa só encontra no excesso de peso a proteção, o destaque ou a força de que precisa para sobreviver nos ambientes que frequenta e nas relações que ela acredita ter que manter? A resposta é não. Você compreende que a conversa sobre emagrecimento não deve ser pautada pela óptica que avalia o que funciona ou não, mas, sim, da avaliação de se a pessoa pode ou não emagrecer? Primeiro, precisamos apresentar a função do sobrepeso e desmascarar o inimigo, revelando o acordo oculto feito entre o excesso de peso e seu dono.

Antes da dieta e dos exercícios, você precisará olhar a função que o excesso de peso tem em sua vida hoje e partir para o tudo ou nada. Será que você quer ao menos tentar buscar a proteção, o destaque e a força de que necessita de outras formas?

Contei a história de Elisa para mostrar que você não é a única pessoa no mundo que não conseguiu emagrecer com todos os métodos e profissionais disponíveis no mercado. Elisa também havia tentado de tudo, mas, igual a ela, você não podia emagrecer por ter feito um acordo oculto com o sobrepeso, e só poderá emagrecer depois que desfizer essa aliança.

Elisa emagreceu, mas precisou olhar o abuso sofrido, o conflito de valor que tinha com o marido; teve que aprender a viver uma vida leve e descobrir que "não é tão ruim assim" ter um homem bom pagando as contas. Precisou aprender a ser vista por outros motivos e descobriu que ser uma esposa incrível e uma mãe fantástica é tão realizador quanto ser uma dentista bem-sucedida.

O exterminador de desculpas

Você não deveria ter lido este livro. Sabe por quê? Porque agora suas desculpas acabaram. Antes, você podia dizer que nenhum método funcionava, que dieta nenhuma o fazia perder peso, que nenhum profissional consegue ajudá-lo. Agora, porém, não pode mais dizer que nada funciona para fazer você emagrecer. E o motivo, você já sabe: PDF! Quer ver?

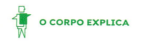 O CORPO EXPLICA

— Elton, por que não consigo emagrecer?
— Por proteção, destaque ou força.
— Elton, por que sempre engordo de novo?
— Por proteção, destaque ou força.

O segredo está no PDF do excesso de peso. Esse é o motivo pelo qual uma pessoa engorda e não consegue emagrecer. Isso vale para todo mundo, incluindo você. A mesma construção feita no caso de Elisa pode e deve ser feita no seu caso. Com seu Mapa dos Caracteres, dependendo de quais forem seus traços mais altos, será possível identificar quais das três funções o excesso de peso pode estar cumprindo em sua vida.

Pergunta 5: O que fazer no dia em que fizer tudo errado?

Lembrar-se do exterminador de desculpas!
Esse foi o apelido carinhoso que um amigo me deu. Toda vez que conversamos, eu o ajudo, e ele sai feliz da vida. Um dia, ele me perguntou o que eu fazia que as coisas que dizia funcionavam tão bem para ele. Respondi: acabo com suas desculpas.

Não sei que tipo de pessoa você é. Tenho certeza de que tem gente que vai ler este livro e subir na balança de vez em quando para "verificar se está funcionando". Essas são as pessoas que chamo de mal-intencionadas. Pessoas que querem passar a vida fingindo que não sabem o que acontece com elas. Se você não for uma dessas pessoas que vai dizer "comprei o livro e não emagreci", então você é "normal". Pessoas normais sentem medo; pessoas normais falham. Se você já souber que vai falhar, pelo menos não se surpreenderá e, melhor, não poderá usar isso como desculpa dizendo "até tentei, mas falhei". Vou exterminar essa desculpa também.

Talvez você use o cardápio emocional todos os dias, mas é possível que, um dia ou outro, você se esqueça de se arrumar para comer, de desligar a televisão ou de evitar assuntos desagradáveis à mesa. É possível que, na correria, você se esqueça de montar sua mesa e acabe comendo direto da panela. Quando isso acontecer, lembre-se de que você é uma pessoa normal, e pessoas normais falham. Quando a gente falha um dia, percebe e tenta fazer diferente no outro, sem usar a falha do dia anterior como desculpa para voltar a fazer tudo errado no dia seguinte.

Sei que não é fácil encarar a vida como ela é nos momentos em que as coisas não estão indo muito bem, mas agora que você leu este livro não vai dar para continuar brigando com o excesso de peso sabendo que ele é seu único aliado. Você terá que abandonar essa guerra. Já conversamos sobre isso, e eu não teria coragem de iludir ou deixar você acreditar que só ler este livro resolverá o problema.

Este livro não se propõe a ser o fim do problema; a ideia é ser o início da solução, e sua jornada de descobertas está começando. Tenha paciência, mas também não perca tempo. No dia em que sentir que fez tudo errado, que não cuidou das emoções, que ignorou os sentimentos, que não encarou os relacionamentos e só olhou o que havia no prato, comendo para tentar se encher com quantidade, esquecendo-se de se preencher de prazer, termine esse dia respondendo à pergunta: **o que aconteceu quando tudo aconteceu?** Provavelmente, você verá o que estava comendo para tentar ignorar ou esquecer o que aconteceu, ou melhor, engolir. Depois da descoberta, não se cobre, não se puna. Apenas use o fato para tentar acertar no dia seguinte. Quando procuramos algo com olhos de quem quer encontrar, sempre descobrimos o que precisamos para resolver nossos problemas, realizar nossos sonhos e construir uma vida leve e feliz. Sempre!

Procure com olhos de quem quer encontrar

Costumo dizer a meus alunos que "não sei" é diferente de "não quero saber". Há muita coisa nesse universo de O Corpo Explica que você não conhece direito ainda. Mas tenho certeza de que, com o pouco a que você teve acesso, muitas fichas caíram. É normal sentir angústia por querer resolver tudo de uma vez; contudo, se você observar, imagino que exista aí uma porção de esperança; afinal, você descobriu por que nada funcionou com você. Fique apenas com a esperança e transforme a angústia em disposição. Quando olhamos com olhos de quem quer encontrar, sempre vemos o que precisa ser visto.

Há muita coisa ainda que você não sabe como resolver. Mas pergunto: não sabe ou não quer saber? Você percebe que existe uma grande diferença? Se quiser saber, procure com olhos de quem quer encontrar. O caminho de esperança que você descobriu nas primeiras respostas que encontrou está só começando.

Você não vai acertar sempre, e isso não é nem motivo nem desculpa para não começar ou para desistir. A proposta aqui foi mostrar que você pode e merece ter uma vida livre e leve. E não há como ser livre prendendo-se aos erros, nem ser leve dando a eles um peso maior que o merecido.

Tire o olho do prato

Agora que você sabe que vai errar e que não deve usar isso como motivo nem desculpa para desistir de ter uma vida livre e leve, vamos fazer um trato sobre como proceder no dia em que fizer tudo errado?

O desafio é: vamos conversar no dia em que você errar. Toda vez! Sempre que sentir que jogou seu processo água abaixo, você vai me chamar para conversar. Combinado? Mas você não precisará me ligar. Minha parte da conversa será deixada aqui. Resta saber se você vai se lembrar dela ou ter a disposição de abrir este livro e dar vida a essa conversa.

Uma conversa leve para o dia do erro

— Elton, fiz tudo errado! Comi o que não deveria, não estou com ânimo para malhar nem me cuidar.

— Tudo bem, você sabia que ia errar, e combinamos que isso não é motivo para culpa nem desculpa. Continue, siga em frente e saiba que, vez ou outra, você vai errar de novo.

— Mas o que fazer agora?

— Tire o olho do prato. Se está comendo o que não deve ou a quantidade que não deveria, é porque o que está em volta do prato está muito ruim. Lembre-se de que a vida precisa fazer "hummmm"; você só vai diminuir a quantidade de comida quando aumentar o prazer.

— Mas estou sem ânimo, não sei direito o que fazer.

— Atualize seu cardápio emocional, aproveite-o e use-o depois. Ele vai ajudar você a olhar fora do prato e a encontrar o que realmente está fazendo você comer muito mais do que precisa ou o que não faz bem para o seu corpo.

— Tá, mas e se eu não conseguir?

— Lembre-se de que não conseguir é diferente de não tentar.

Não sei quem você é nem quanto, de fato, quer ter uma vida melhor; todavia, enquanto estiver em contato comigo e com algo que ajudei a criar, vou eliminar constantemente todas as suas desculpas, para que você realmente tenha coragem de responder para si: **o que quero da minha vida?**

Desde o início, lá na Introdução, eu disse que este não era um livro sobre emagrecimento. Tenho certeza de que se seguir esse caminho que se está abrindo à sua frente, você conseguirá ter uma vida livre e leve, incluindo no corpo. Mas como disse, eu – ainda – não sei quem você é. Se estivesse frente a frente com você, eu tentaria identificar em qual dos meus quatro grupos de pessoas você se enquadra. Costumo dividi-las assim:

As preparadas: pessoas que têm conhecimento, habilidades, disposição e coragem para colocar em prática, fazer o que for necessário, o mais rápido possível, para obterem os resultados desejados.

As atentas: pessoas que têm disposição, mas ainda não têm conhecimento nem habilidades necessárias para alcançarem os resultados desejados. No entanto mantêm-se atentas para aproveitar todas as oportunidades que a vida lhes oferece. Para essas pessoas, um livro como este nunca é apenas um livro.

As distraídas: pessoas que não conseguem os resultados que dizem desejar, mas que, muitas vezes, até têm conhecimento ou habilidade necessária. No entanto insistem em se distrair e perder tempo. Para essas pessoas, mais conhecimento não significa mais resultados, e um livro é tão somente mais um livro.

As retardadas: pessoas que só fazem as coisas quando todos já estão fazendo. São sempre as últimas a colocar em prática os conhecimentos e as habilidades disponíveis. Na corrida por uma vida melhor, são as retardatárias que, além de chegar em último, costumam atrapalhar os outros.

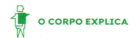 **O CORPO EXPLICA**

Você conseguiu se identificar com algum dos quatro grupos? Fiz questão de lhe mostrar esses grupos para deixar claro que por mais incrível que seja este livro, o que muda sua vida é o que você faz com ele.

Qual é a diferença entre essas três pessoas a seguir:

- Quem lê um livro e não faz nada com o conhecimento adquirido;
- Quem não lê o livro;
- Quem nem sabe ler.

Não há diferença entre uma pessoa que lê e não aplica nada do que aprendeu e uma pessoa que nem sabe ler. Não fique entre o grupo dos retardatários e dos distraídos. Tente aplicar o que está descobrindo aqui. Forneci boas dicas que, apesar de serem "apenas dicas", são um bom começo. Recomendo que você mergulhe neste universo de conhecimento e considere passar por uma análise corporal para ter seu Mapa dos Caracteres e saber que porcentagem de cada traço de caráter você tem. Isso vai facilitar não só seu processo de emagrecimento como toda a sua vida.

Lembre-se sempre de que o que realmente engorda e emagrece está fora do prato. O que há fora do prato é sua vida acontecendo. É seu trabalho, sua carreira, seu relacionamento e tudo o que é, de fato, importante em sua vida.

Quer passar por essa experiência? Aponte a câmera do celular para o QR Code e receba um presente especial em retribuição à companhia que você me fez durante essa jornada.

Aponte a câmera de seu celular para o QR Code ao lado para acessar o conteúdo.

Você não vai acertar sempre, e isso não é nem motivo nem desculpa para não começar ou para desistir.

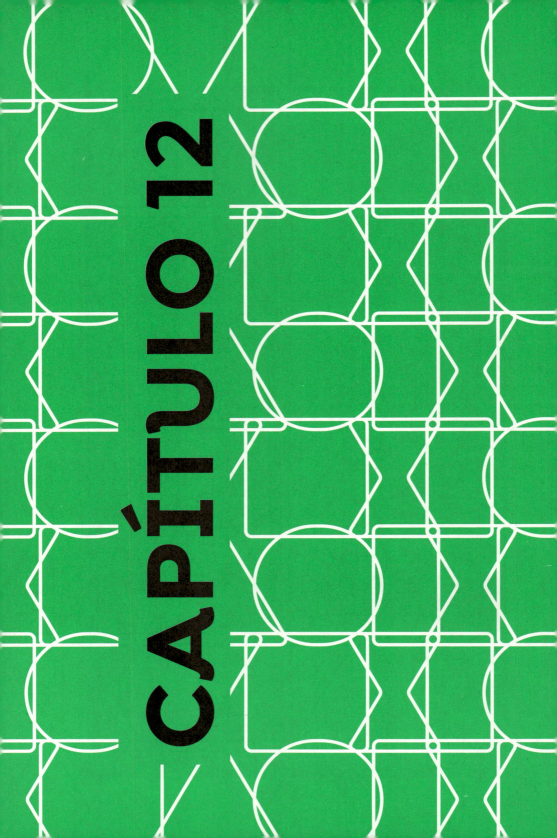

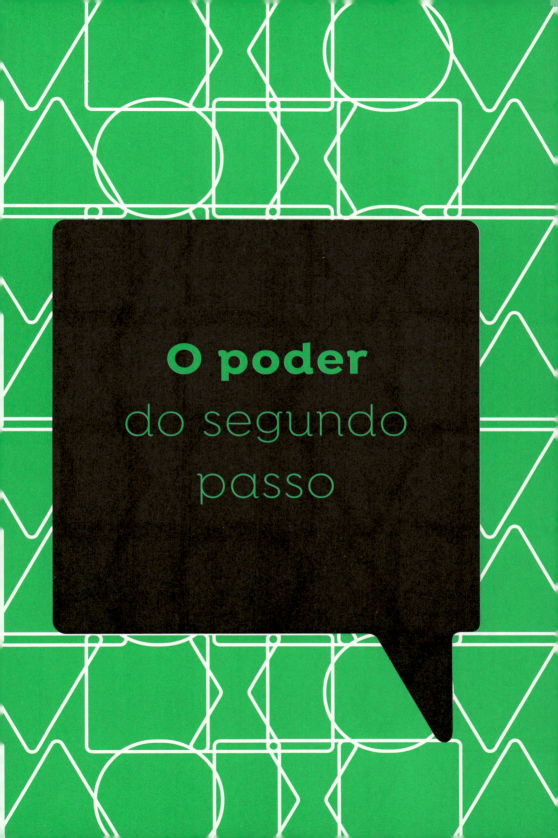

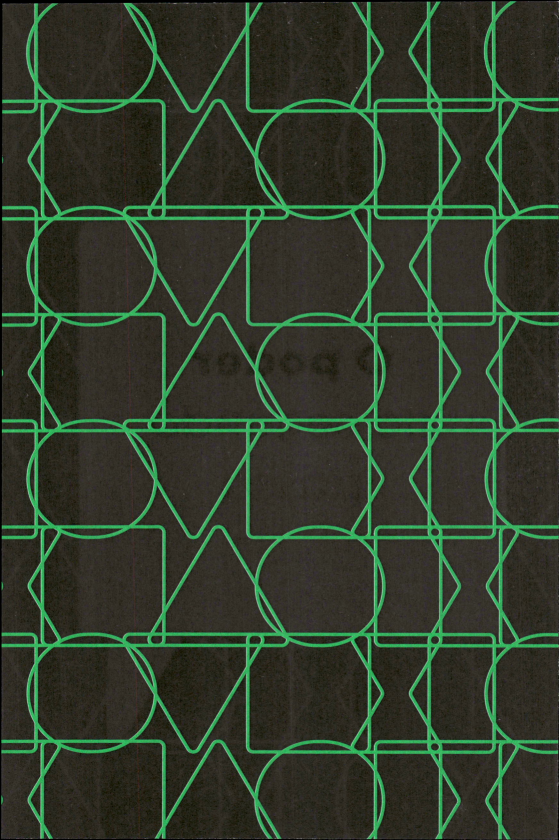

EU SÓ QUERIA ENTENDER

Quando tive acesso ao conhecimento dos traços de caráter, estava "apenas procurando uma explicação" para o motivo pelo qual as pessoas não conseguia emagrecer. Eu havia me tornado sócio do Renato Torres em um programa de emagrecimento chamado "Em Paz com a Balança". Quando tive acesso a esse conhecimento, logo pensei: "achei o que estava procurando!". Eu estava certo de que, com esse conhecimento, seria capaz de explicar o excesso de peso e de convencer alguém a comprar os programas de emagrecimento daquela empresa.

Foi o emagrecimento que me fez encontrar O Corpo Explica, porque, ao mergulhar nesse universo de conhecimento, percebi que seria possível explicar muito mais que o excesso de peso. Descobri que seria possível explicar o ser humano como um todo, e foi o que decidi fazer. Naquele momento, o emagrecimento ficou pouco para mim. Tanto que algumas semanas depois acordei com a ideia de um negócio chamado O Corpo Explica.

Não foi só o emagrecimento que ficou pequeno; na época, eu tinha uma escola de comunicação para empreendedores chamada Humanês, meu primeiro negócio a dar certo na vida. Decidi encerrar todos os meus negócios, incluindo a escola de comunicação e o "Em Paz com a Balança" para me dedicar 100% ao O Corpo Explica. E quer saber o motivo?

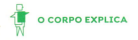 O CORPO EXPLICA

SONHEI COM VOCÊ!

Um dia, cheguei em casa e disse à minha mulher – Émillie – que havia entendido minha dificuldade de lidar com Dudinha, minha terceira filha, na época com apenas 7 anos. Lembro-me até hoje do que disse: "O problema sou eu; não há nada errado com ela". Depois desse dia, nunca mais tive problemas com meus filhos nem com minha esposa. Eu me entendi, e entendi todos eles. Eu me aceitei como sou, e aceitei todos eles. Aprendi a me estimular e a fazer o mesmo com cada um deles.

Foi tudo tão mágico e tão rápido que, naquele dia, descobri o que queria fazer para o resto da vida e sonhei com um mundo em que as pessoas me ouviam, me entendiam e entendiam umas às outras. Você está me lendo, me entendendo, e creio que esteja começando a se entender. Eu só queria compreender o excesso de peso das pessoas e acabei entendendo tudo sobre meus filhos, minha esposa, meus fracassos. Meu segundo passo foi muito melhor que o primeiro, e desejei fazer isso por outras pessoas.

> Iniciei nesse universo só para tentar ajudar alguém a emagrecer, mas não parei no primeiro passo. Não pare, continue. Você está prestes a se conhecer e a se apaixonar por ser quem é. Depois que criamos o Mapa dos Caracteres, nós o aplicamos em nós mesmos e, quando olhei meu gráfico, disse algo que jamais vou esquecer: *Esse sou eu, e que bom que sou assim!*

Esse foi meu grito de liberdade, o dia do maior encontro da minha vida, o encontro comigo mesmo. Desse dia em diante, minha vida tem sido leve e repleta de prazer. Amo ser quem sou e sonho em passar muitos anos fazendo outras pessoas aprenderem a gostar de ser quem são e a serem do jeitinho que são.

Este é o primeiro livro de O Corpo Explica. Quer saber por que escolhemos falar sobre excesso de peso?

EU ME COMPROMETI POR VOCÊ!

Em janeiro de 2019, decidi encerrar todos os meus negócios para me dedicar exclusivamente a O Corpo Explica. Precisei encerrar dois negócios e, em ambos, Renato Torres era meu sócio. Eu precisava de um bom argumento para convencê-lo a abrir mão dos negócios para que concentrássemos todas as energias na expansão de O Corpo Explica.

Ele sempre acreditou no OCE, mas o Humanês estava no melhor momento, e o "Em Paz com a Balança" era um negócio bem-sucedido, tendo sido responsável pelo emagrecimento de milhares de pessoas, em especial mulheres. E há um detalhe: Torres era o expert, ele que tinha criado o método. No dia da conversa, que, na realidade, foi uma discussão intensa, como várias que sempre temos, ele me colocou contra a parede pedindo, ao menos, um bom motivo para encerrarmos o "Em Paz com a Balança" de uma vez por todas. Na hora, usei toda a capacidade que tenho de me importar com as pessoas e fiz uma promessa:

Com O Corpo Explica, vamos ajudar muito mais pessoas a emagrecer que qualquer outro método de emagrecimento no Brasil e no mundo. Mais que isso, vamos apoiar todos esses métodos, e o emagrecimento será apenas um dos benefícios que levaremos para as pessoas.

Ele aceitou, O Corpo Explica tornou-se um sucesso, criamos uma nova profissão, a de analista corporal, ajudamos milhares de pessoas no Brasil e no mundo. E aqui estou finalizando o primeiro livro de O Corpo Explica, que fala das três funções do excesso de peso, cumprindo minha promessa para ele, honrando meu compromisso de ajudar pessoas como você.

Acredito de verdade que uma vida boa e leve não precisa ser privilégio de algumas pessoas. Durante o período em que estive escrevendo este livro, pensei em você o tempo todo e me esforcei o máximo para lhe entregar meu melhor. Espero de coração ter ajudado e torço para que você não pare no primeiro passo.

Se esse conteúdo o ajudou, aplique-o, avance, aprenda mais. E nos ajude a contar a outras pessoas que o formato do corpo explica como a mente funciona e revela as três funções do excesso

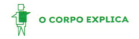 **O CORPO EXPLICA**

de peso que as estão impedindo de emagrecer e de ter uma vida leve e feliz.

Obrigado por fazer parte da minha história e por me permitir fazer parte da sua.

Preparei um presente especial para você se aprofundar mais nessas descobertas que começaram com este livro.

Aponte a câmera do seu celular para o QR Code ao lado e pegue o presente que eu separei para você.